Herrn Prof. Dr. med. Dr. h.c. mult. G. Schettler gewidmet

Diehm/Wilhelm Leben mit Gerinnungshemmern

Dieser Ratgeber ist ein »Patientenbuch der Deutschen Herzstiftung (DHS), e.V.«.
Das Buch ist vom wissenschaftlichen Beirat der DHS begutachtet und wird von ihm nachdrücklich empfohlen.
Die »Patientenbücher der DHS« erscheinen bei TRIAS – Thieme Hippokrates Enke.

Prof. Dr. med. Curt Diehm
Dr. med. Claudia Wilhelm

Leben mit Gerinnungshemmern

Bei Herzrhythmusstörungen, Herzinfarkt, Raucherbein, Schlaganfall, Venenthrombose, Lungenembolie

TRIAS THIEME HIPPOKRATES ENKE

Anschriften der Autoren:

Prof. Dr. med. Curt Diehm
Ltd. Arzt der Medizinischen Klinik
Krankenhaus Karlsbad
Guttmannstraße 1
7516 Karlsbad

Dr. med. Claudia Wilhelm
Med. Universitätsklinik Heidelberg,
Abt. Kardiologie
Bergheimer Straße 58
6900 Heidelberg

Umschlaggestaltung und
Konzeption der Typographie:
B. und H. P. Willberg, Eppstein/Ts.

Textzeichnungen:
Friedrich Hartmann, Stuttgart

Photo Abb.-Nr. 2–7:
Lennart Nilsson
© Dr. Karl Thomae GmbH
Biberach an der Riss

Die Deutsche Bibliothek –
CIP-Einheitsaufnahme

Diehm, Curt:
Leben mit Gerinnungshemmern : bei Herzrhythmusstörungen, Herzinfarkt, Raucherbein, Schlaganfall, Venenthrombose, Lungenembolie / Curt Diehm ; Claudia Wilhelm. [Textzeichn.: Friedrich Hartmann]. – Stuttgart : TRIAS – Thieme Hippokrates Enke, 1992
(Ein Patientenbuch der Deutschen Herzstiftung e.V.)
NE: Wilhelm, Claudia:

Printed in Germany
Satz und Druck:
Druckhaus Götz GmbH, Ludwigsburg
(Linotype System 5 [202])

ISBN 3-89373-172-5 1 2 3 4 5 6

Wichtiger Hinweis:

Wie jede Wissenschaft ist die Medizin ständigen Entwicklungen unterworfen. Forschung und klinische Erfahrung erweitern unsere Erkenntnisse, insbesondere was Behandlung und medikamentöse Therapie anbelangt. Soweit in diesem Werk eine Dosierung oder eine Applikation erwähnt wird, darf der Leser zwar darauf vertrauen, daß Autoren, Herausgeber und Verlag große Sorgfalt darauf verwandt haben, daß diese Angabe dem Wissensstand bei Fertigstellung des Werkes entspricht.

Für Angaben über Dosierungsanweisungen und Applikationsformen kann vom Verlag jedoch keine Gewähr übernommen werden. Jeder Benutzer ist angehalten, durch sorgfältige Prüfung der Beipackzettel der verwendeten Präparate und gegebenenfalls nach Konsultation eines Spezialisten festzustellen, ob die dort gegebene Empfehlung für Dosierungen oder die Beachtung von Kontraindikationen gegenüber der Angabe in diesem Buch abweicht. Eine solche Prüfung ist besonders wichtig bei selten verwendeten Präparaten oder solchen, die neu auf den Markt gebracht worden sind. Jede Dosierung oder Applikation erfolgt auf eigene Gefahr des Benutzers. Autoren und Verlag appellieren an jeden Benutzer, ihm etwa auffallende Ungenauigkeiten dem Verlag mitzuteilen.

Zu diesem Buch

Dieses Buch wendet sich an alle Patienten, die vorübergehend oder lebenslang wegen einer Herz- oder Gefäßkrankheit mit gerinnungshemmenden Medikamenten behandelt werden müssen. Wahrscheinlich ist auch bei Ihnen eine solche Krankheit diagnostiziert worden. Vielleicht haben Sie einen Herzinfarkt durchgemacht, oder es liegt bei Ihnen eine Herzkrankheit vor, die mit einer ausgeprägten Herzleistungsschwäche einhergeht. Oder Sie haben eine im Alter oft auftretende Herzrhythmusstörung. Vielleicht haben Sie aber auch eine Venenthrombose oder gar eine gefährliche Lungenembolie durchgemacht. Dann sind diese Medikamente für Sie von größter Bedeutung, weil sie verhindern, daß es bei Ihnen zu einer lebensgefährlichen Komplikation kommt. Sie bieten Ihnen geradezu Schutz und Sicherheit.

Aus täglichen Gesprächen mit unseren Patienten wissen wir, daß die Behandlung mit gerinnungshemmenden Medikamenten von unseren Patienten mit Argwohn, Unsicherheit, ja oft mit Angst aufgenommen wird. Zu sehr geistert der Begriff »Blutverdünnung« mit der ständigen Gefahr des Verblutens bei kleinsten Verletzungen in den Köpfen herum.

Dieses neue Buch führt sie in das komplexe Geschehen der Blutgerinnung und der Blutpfropfentstehung ein und beantwortet Ihnen die Frage, wie Blutgerinnsel, Thrombosen und Embolien entstehen, und wie sie wirksam mit modernen Medikamenten verhindert und beherrscht werden können. Die Lektüre dieses für Sie verständlich geschriebenen Buches macht Sie zu einem aufgeklärten Patienten, ja fast zu einem Experten über Ihre eigene Erkrankung. Das erleichtert auch entscheidend Ihre Zusammenarbeit mit Ihrem Hausarzt. Dieses Buch ist aber auch für Ihre Angehörigen geschrieben.

Durch langjährige Betreuung von Patienten mit Herz-Kreislauf-Krankheiten kennen wir das Bedürfnis nach Aufklärung der Fragen und Sorgen der Patienten, bei denen eine Behandlung mit gerinnungshemmenden Medikamenten erforderlich ist.

Prof. Dr. med. Curt Diehm
Dr. med. Claudia Wilhelm

Funktion der Blutstillung und Blutgerinnung beim Gesunden

Blutgerinnung ist lebensnotwendig!

Sie haben sicher schon oft beobachtet, daß bei kleineren Verletzungen nach einer gewissen Zeit die Blutung durch die in Gang gekommene Blutgerinnung zum Stillstand kommt. Die Blutgerinnung verhindert einen lebensbedrohlichen Blutverlust.

So kommt es bei Verletzungen mit Eröffnung kleiner Blutgefäße beim Gesunden innerhalb von 1–3 Minuten zu einer Blutstillung. Dies wird durch eine lokale Gefäßverengung und einen Pfropf aus Blutplättchen (Thrombozyten) ermöglicht, die sich an freiliegenden Bindegewebsfasern der Wundränder anlagern. Aus den Blutplättchen werden Stoffe freigesetzt, die diesen Vorgang unterstützen und den Blutplättchenpfropf stabilisieren; es entsteht ein Gerinnsel (Thrombus).

Zur gleichen Zeit werden Gerinnungsfaktoren, die im Blut in inaktiver Form vorliegen, kaskadenartig aktiviert. Sie verursachen mit den eingeschlossenen roten Blutkörperchen und den Blutplättchen den endgültigen Wundverschluß.

Im Blut liegen alle Gerinnungsfaktoren in inaktivem Zustand vor, um eine unkontrollierte Gerinnungsbereitschaft des Blutes zu verhindern. Um dieses System zu aktivieren, bedarf es bestimmter Substanzen, die aus den zusammengeballten Blutplättchen oder aus verletztem Gewebe freigesetzt werden. Die schematische Abbildung der Blutgerinnungsaktivierung soll Ihnen die Komplexität dieses Systems verdeutlichen. Wie ein Zahnrad greifen die Aktivierungsschritte ineinander, bis zuletzt das wirksame Fibrin entsteht.

Bei der Blutgerinnselbildung mischen viele mit!

Vereinfachtes Schema der Blutgerinnungsaktivierung

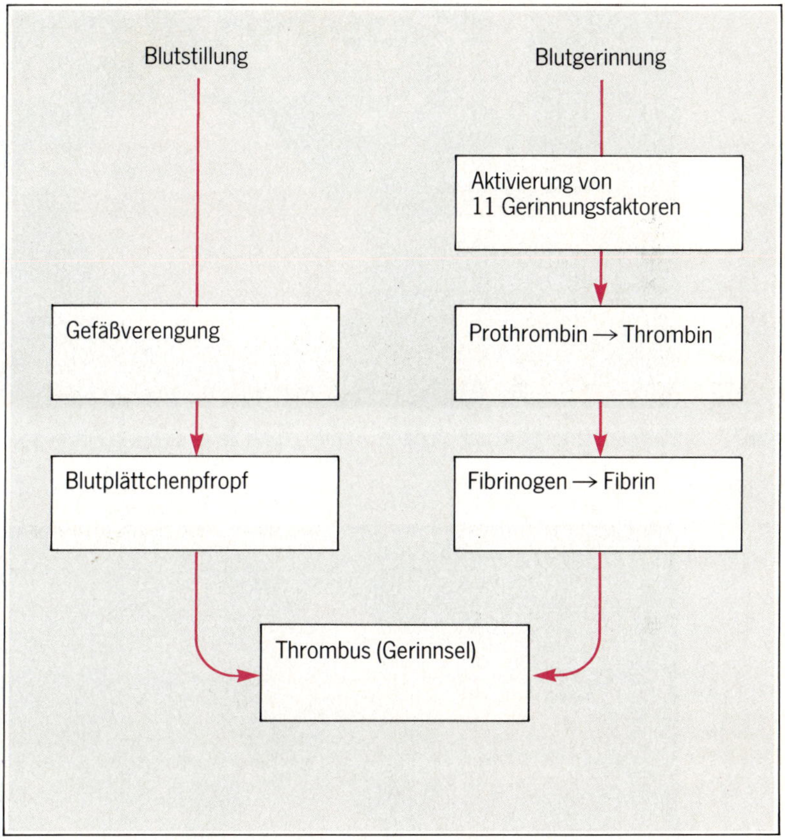

Abb. 1

Die Bildung eines Fibrinnetzes

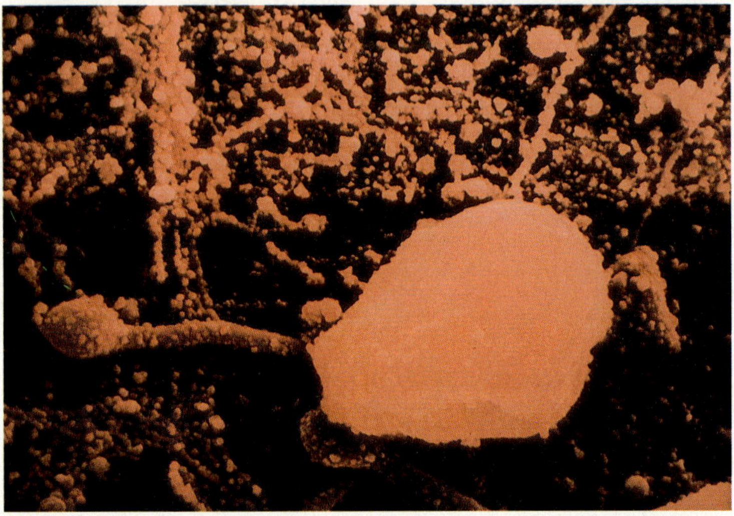

Abb. 2 Blutplättchen (Thrombozyt). Im Hintergrund zeigt sich ein Fibrinfasernetz

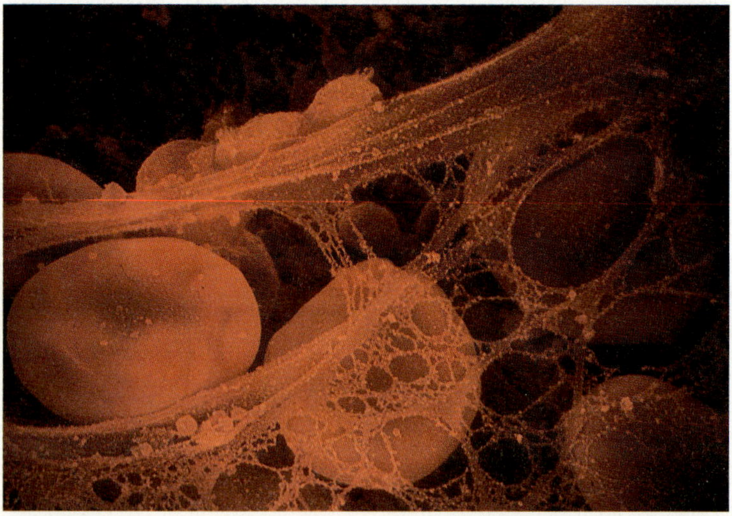

Abb. 3 Rote Blutkörperchen verfangen sich im zarten Netz frisch gebildeter Fibrinfäden

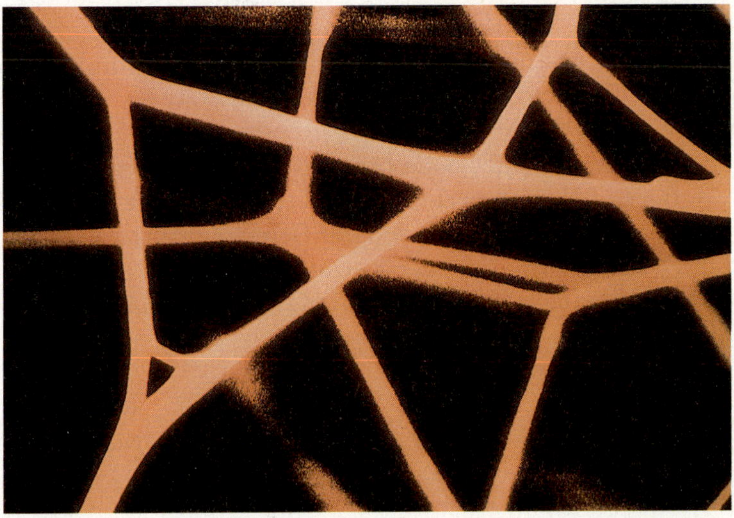

Abb. 4 Es hat sich ein dichtes Fibrinnetz gebildet (räumliche Anordnung)
Abb. 2–7 Elektronenmikroskop, Lennart Nilsson, © Dr. Karl Thomae GmbH, Biberach an der Riß

Entstandene Gerinnsel werden spontan aufgelöst!

Diesem komplexen System der Blutgerinnung steht als Gegenspieler das sog. Fibrinolysesystem (griechisch: lysis = Auflösung) gegenüber. Es kann bei einer Aktivierung zur spontanen Auflösung von Blutgerinnseln kommen.

Im Normalzustand halten sich beide Systeme die Waage, so daß keines dominiert. Ähnlich wie bei der Blutgerinnung bedarf es mehrerer Faktoren, um das Fibrinolysesystem in Gang zu bringen. Bei größeren Gerinnseln z. B. einer tiefen Beinvenenthrombose, beobachtet man häufiger eine spontane Auflösung eines Teils des Gerinnsels. Da dies nicht in allen Fällen von selbst geschieht, gibt es heute Medikamente, die eine Auflösung der Gerinnsel bewirken. Die bekanntesten unter diesen Substanzen sind Streptokinase und Urokinase sowie der gentechnologisch hergestellte Gewebe-Plasminogen-Aktivator (t-PA).

Diese Lysetherapie wird bei der Auflösung von Blutgerinnseln in folgenden Gefäßregionen erfolgreich eingesetzt:

Herzkranzgefäße beim frischen Herzinfarkt (siehe S. 97)
Becken-Bein-Arterien beim »Raucherbein« (siehe S. 139)
Becken-Bein-Venen bei tiefer Beinvenenthrombose (siehe S. 165)
Lungenarterien bei der akuten Lungenembolie (siehe S. 177)

Fibrinolysevorgang

Thrombolytikum ist in diesem Fall der Gewebe-Plasminogen-Aktivator (tissue plasminogen activator; t-PA)

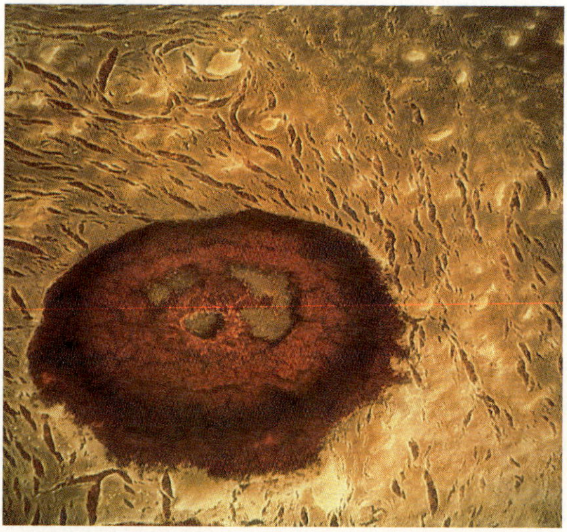

Abb. 5 Oberfläche eines Gerinnsels, auf das ein Tropfen des Fibrinolytikums aufgebracht wurde.
Die oberste Fibrinschicht ist bereits aufgelöst und der Blick wird frei in das Innere des Thrombus, wo massenhaft rote Blutkörperchen und in Auflösung befindliche Fibrinfasern sichtbar werden.

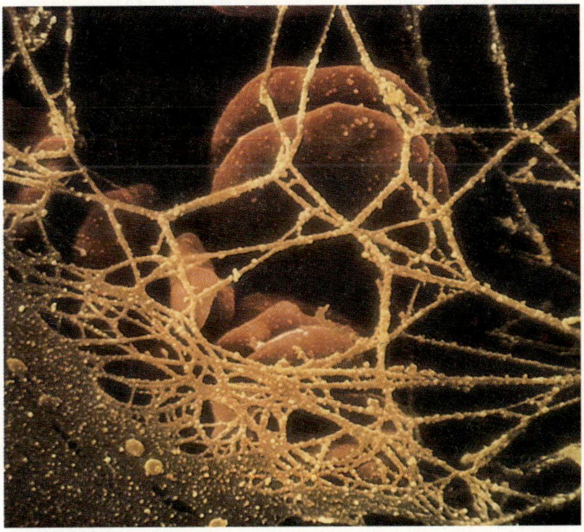

Abb. 6 Das Fibrinnetz zerfällt (links unten). Die roten Blutkörperchen beginnen sich zu verformen.

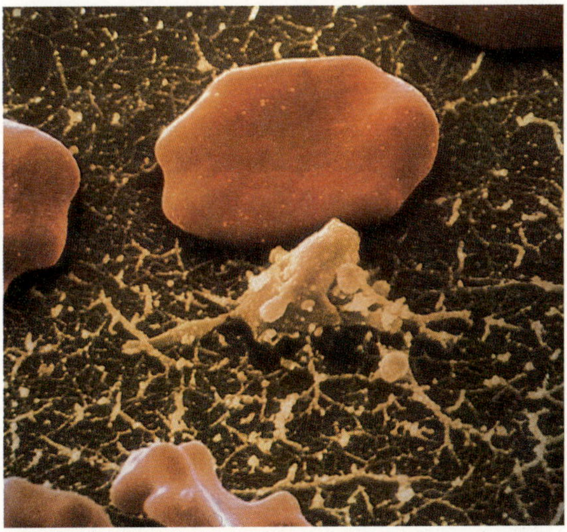

Abb. 7 Fast vollständig zerstörtes Fibrinnetz unter der Wirkung des Thrombolytikums. Die Fibrinfäden sind aufgebrochen. Deformierte rote Blutkörperchen und ein zerstörter Thrombozyt sind in der Mitte erkennbar.

Funktion des Herz- und Gefäßsystems

Störungen der Blutgerinnung spielen sich vor allem im Herz-Kreislauf-System ab, deshalb sind einige Grundlagen zum Verständnis nötig:

Der Organismus braucht für seine Versorgung eine ausreichende Durchblutung. Dies wird durch das geschlossene System Herz und Gefäße bewirkt.

Die zentrale Pumpstation ist das Herz, es pumpt das Blut durch die Arterien (auf der Abbildung rot eingezeichnet) zu den Organen. Die Arterien verästeln sich im Gewebe, und über kleinste Haargefäße (Kapillaren) erfolgt der Sauerstoff- und Nährstoffaustausch.

Diese Haargefäße führen in das venöse System (auf der Abbildung blau eingezeichnet), das sauerstoffarmes Blut dem Herzen zuführt.

Zwei komplette Pumpanlagen bedienen das Zirkulationssystem. Das linke Herz ist für die arterielle Versorgung des gesamten Organismus mit Ausnahme der Lunge verantwortlich, das rechte Herz nimmt das aus den Venen zurückströmende Blut auf und führt es über die Lungenarterien zum Sauerstoffauftanken in die Lungen ab. Von da strömt es über die Lungenvenen, jetzt sauerstoffreich, zurück zum linken Herzen und von da über die große Körperschlagader (Aorta) zu den Organen.

Der Körperkreislauf

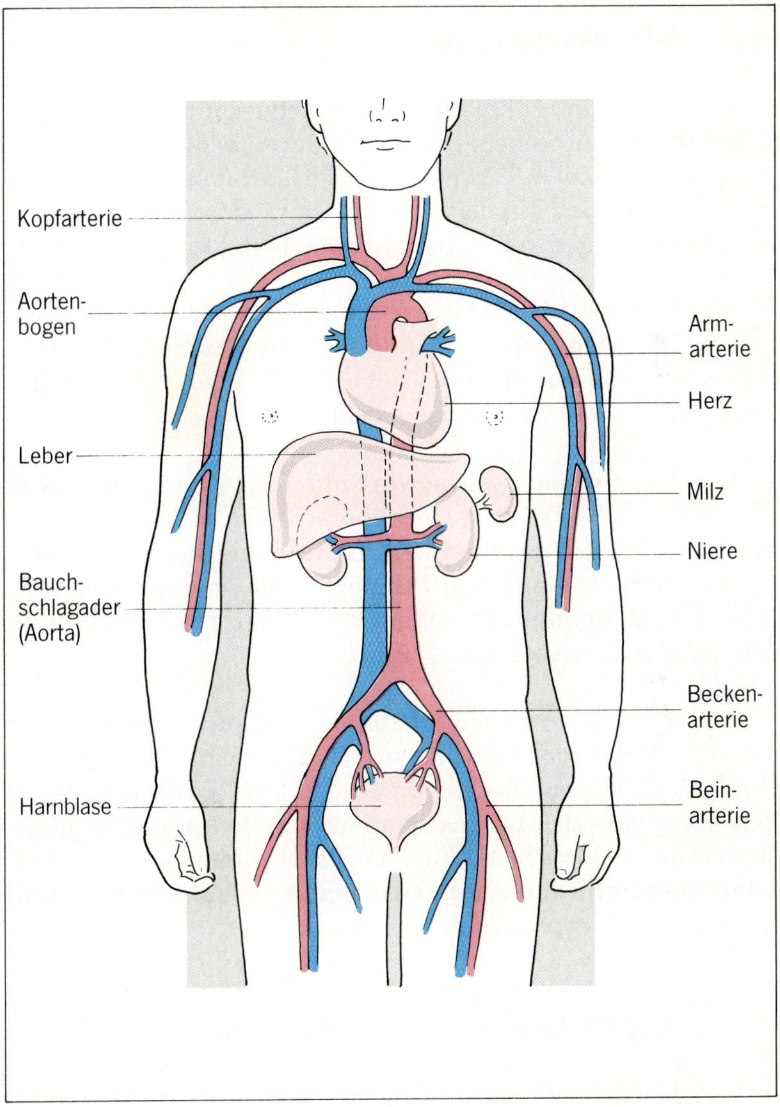

Abb. 8 Blutkreislauf: Arterien: rot eingezeichnet, Venen: blau eingezeichnet

Störungen bei der Blutgerinnung

Gerinnselbildung am falschen Ort und zur falschen Zeit

Unter krankhaften Bedingungen kann es zu Gerinnungsstörungen in diesem System und zur Gerinnselbildung in den Gefäßen und im Herzen kommen. Das entstandene Gerinnsel kann Blutgefäße verschließen und eine Minderversorgung (im arteriellen Gefäßsystem) der Gewebe und Organe mit Sauerstoff und Nährstoffen verursachen.

Dies macht sich im *arteriellen System* z. B. als Schmerzen beim Gehen, dem sogenannten »**Raucherbein**« (siehe S. 121), als **Angina pectoris** und **Herzinfarkt** (siehe S. 89) oder als **Schlaganfall** bei Gehirndurchblutungsstörungen bemerkbar.

Im *venösen System* wird durch ein Blutgerinnsel der Rücktransport des Blutes zum Herzen erschwert oder verhindert. Dies hat zur Folge, daß sich das Blut vor dem Hindernis in den Geweben staut, es kommt zu Schwellung und Schmerzen dieser Gewebebezirke, z. B. zu einer schmerzhaften Schwellung des Beines bei einer **tiefen Beinvenenthrombose** (siehe S. 159).

Teile dieser Gerinnsel können sich auch ablösen und im Körper mit dem Blutstrom verschleppt werden **(Embolie)** und an anderer Stelle Gefäßverschlüsse verursachen. Dies geschieht vor allem mit Gerinnseln, die sich bei bestimmten Herzrhythmusstörungen (Vorhofflimmern) in den Herzhöhlen gebildet haben (siehe S. 77) oder als **Lungenembolie** von einer tiefen **Becken-Beinvenenthrombose** ausgehend, verschleppt werden.

Mögliche Ursache einer erhöhten Gerinnungsbereitschaft

Man kennt mehrere angeborene bzw. erworbene Störungen im Gerinnungssystem, die mit einer erhöhten Gerinnungsbereitschaft des Blutes einhergehen:

Protein-C-Mangel
Protein-S-Mangel
Antithrombin-III-Mangel

Diese drei Faktoren greifen hemmend in die Blutgerinnung ein. Fehlen sie, so kann es zu einer überschießenden Blutgerinnungsaktivität führen. Häufig treten solche Mangelerscheinungen erst in Kombination mit weiteren Risikofaktoren (z. B. nach Operationen, längerer Bettruhe, Schwangerschaften ...) klinisch in Erscheinung.

Man ist sich heute darüber einig, daß Patienten mit Mangel einer dieser Faktoren einer lebenslangen medikamentösen Gerinnungshemmung bedürfen. Nur durch eine konsequente Langzeitbehandlung können thrombo-embolische Komplikationen verhindert werden.

Risikofaktoren für eine erhöhte Gerinnungsbereitschaft!

Abgesehen von den angeborenen oder erworbenen Mangelerscheinungen von Antithrombin III, Protein C und Protein S, gibt es Risikofaktoren für eine beschleunigte Gerinnung im *venösen Gefäßsystem.* So stellte der Berliner Pathologe RUDOLF VIRCHOW (1821–1902) um die Jahrhundertwende eine Trias für das Auftreten von Thromben im Gefäßsystem auf, die heute noch volle Gültigkeit besitzt.

Eine Thrombenbildung wird dann begünstigt, wenn folgende Veränderungen vorliegen:

- Schäden an der Gefäßwand
- Verlangsamung der Strömungsgeschwindigkeit
- Erhöhte Gerinnungsbereitschaft des Blutes

Gefäßwandschaden:
Die spiegelglatte Oberfläche eines Blutgefäßes verhindert die Anlagerung von Blutzellen, insbesondere der Blutplättchen (Thrombozyten) an die Gefäßwand und erlaubt damit eine reibungsfreie Strömung im Gefäßinneren.

Wird diese Oberfläche geschädigt, zum Beispiel bei Entzündungen, Alterungsvorgängen oder Verletzungen, können sich an diesen Stellen Blutzellen anlagern; es kommt zu einem Gerinnsel.

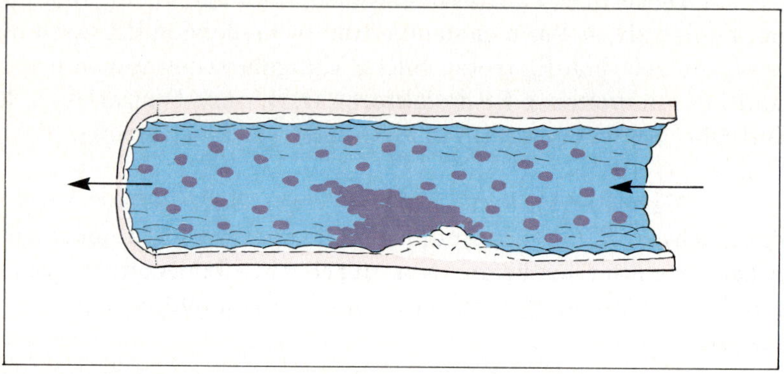

Abb. 9 Gefäßwandschaden in einem Blutgefäß

Strömungsverlangsamung:

Bei einer Strömungsverlangsamung des Blutstromes durch einen verminderten venösen Rückstrom (z. B. bei Bettlägerigkeit oder ausgeprägter Herzleistungsschwäche) bilden sich vor allem in den Taschen der Venenklappen Areale mit hochgradig vermindertem Fluß, dies begünstigt an dieser Stelle eine lokale Gerinnselbildung. Bei

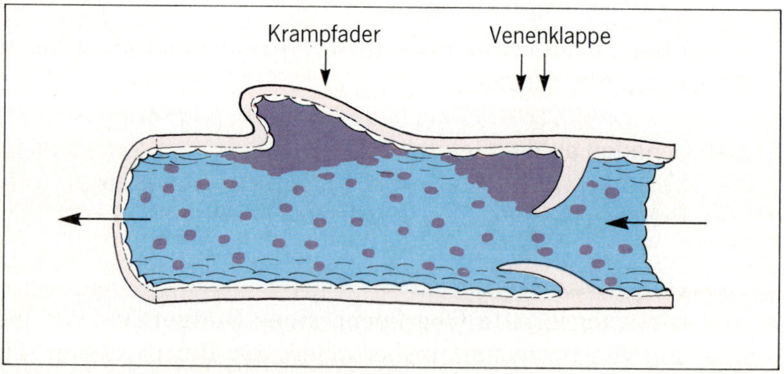

Abb. 10 Darstellung einer Vene, Verlangsamung der Strömung in einer erweiterten Krampfader ↓ und vor einer Venenklappe ↓↓

Patienten mit einem Krampfaderleiden ist dieser Mechanismus die wichtigste Ursache für das Auftreten von Gerinnseln und Entzündungen im Bereich der erweiterten oberflächlichen Venen.

Veränderung der Blutbeschaffenheit

Vor allem Veränderungen im Bereich der Gerinnungsfaktoren bedingen eine erhöhte Gerinnungsbereitschaft; aber auch ein mengenmäßiges Mißverhältnis zwischen den Blutkörperchen und den flüssigen Anteilen des Blutes zugunsten der Blutzellen kann eine erhöhte Gerinnungsbereitschaft verursachen.

Dies kann eintreten bei zu starken Flüssigkeitsverlusten, z. B. Schwitzen im Sommer oder zu starke Flüssigkeitsausschwemmung durch harntreibende Medikamente (sog. »Diuretika«).

Manche Tumoren (z. B. Tumoren der Lunge, Niere und Bauchspeicheldrüse) können Substanzen bilden, die eine Aktivierung des Gerinnungssystems bewirken, so daß Tumorpatienten stärker Thrombose-gefährdet sind als andere Patienten.

Oft sind eine oberflächliche Venenentzündung oder eine tiefe Venenthrombose die ersten faßbaren Hinweise für eine zugrunde liegende bösartige Krankheit.

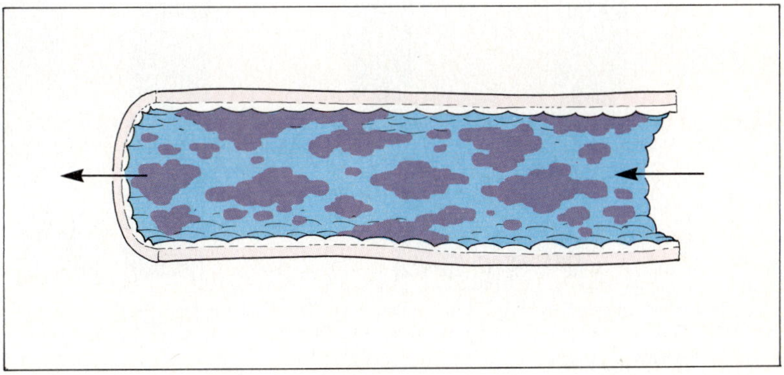

Abb. 11 Eindickung des Blutes in einem Blutgefäß

Vorbeugen ist besser als Heilen

Konservative Möglichkeiten zur Thromboseprophylaxe

Die Strömungsverlangsamung des Blutes ist einer der bedeutendsten Risikofaktoren zur Entstehung von Blutgerinnseln im Venensystem. Dies betrifft vor allem Patienten, die wegen internistischer Erkrankungen, nach Verletzungen oder Operationen Bettruhe einhalten müssen.

Diese Strömungsverlangsamung im venösen System des Beines entsteht dadurch, daß die Wadenmuskelpumpe, die beim Laufen durch die Muskelanspannung und -entspannung das Blut entgegen der

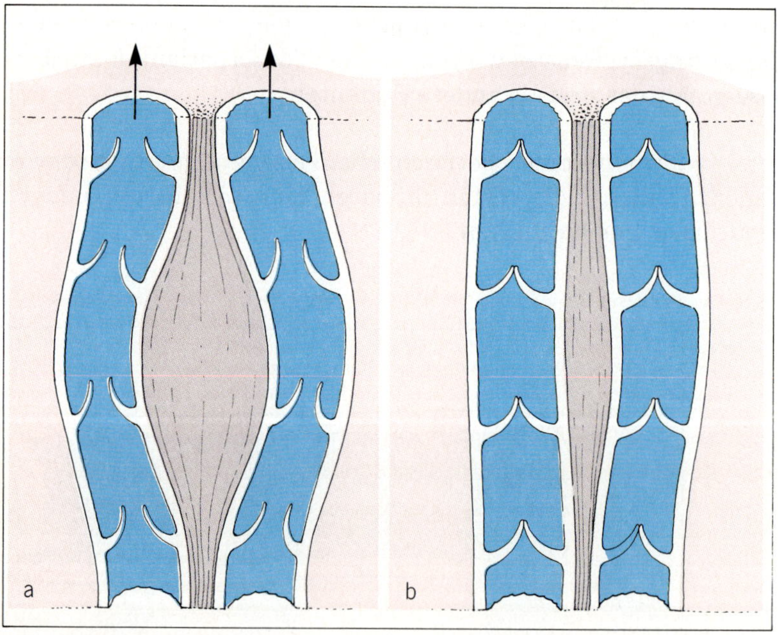

Abb. 12 a) Der angespannte Muskel preßt das Blut bei geöffneten Venenklappen in Richtung Herz
b) Bei Erschlaffung des Muskels verhindern die geschlossenen Venenklappen das Zurückfließen des Blutes.

Schwerkraft zum Herzen transportiert, beim Liegen ausfällt. Die Venen sind dafür mit einem Klappensystem ausgestattet, das einen Rückfluß des Blutes verhindert.

Eine frühe Mobilisation des Patienten z. B. nach einer Operation und krankengymnastische Übungen, die im folgenden Kapitel beschrieben werden, sind wertvolle Maßnahmen zur Thromboseprophylaxe.

Treten gegen Bettfußende

Die Patienten sollen mit beiden Füßen gegen den Widerstand des Bettfußendes treten. Beim Beugen und Strecken in den oberen Sprunggelenken wird die Wadenmuskelpumpe wirksam.

Dauer: 30mal Fußtreten im Tempo (1mal Treten pro Sek.),
Pausendauer: 10 Sek. mit 3 Wiederholungen.
Dies sollte pro Stunde einmal durchgeführt werden.

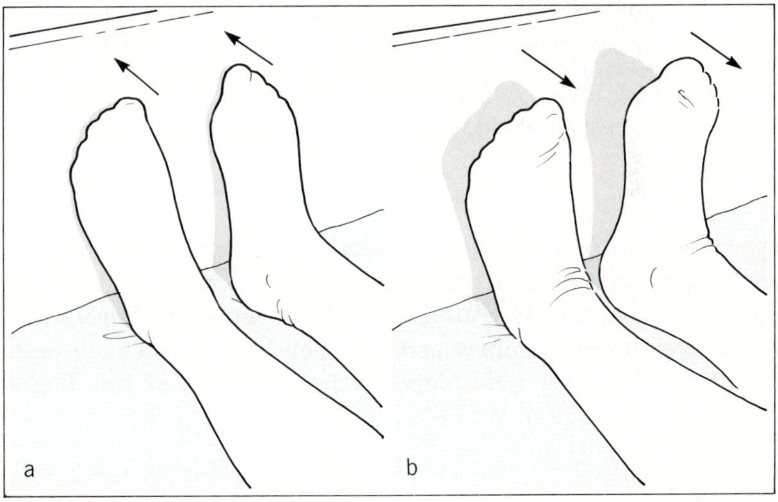

Abb. 13 a, b Treten gegen das Bettfußende

Treten eines Bettfahrrades

Das Gerät wird am Fußende des Bettes angebracht, und mit leicht erhobenen Beinen kann das Fahrrad mit den Pedalen im Liegen getreten werden. Die Patienten sollten ca. 5–10 Min. treten, mit zwischengeschalteten Pausen.

Apparative intermittierende Kompression

Die Beine liegen in aufblasbaren Manschetten, und automatisch strömt in rhythmischer Folge Luft in die Manschetten ein und aus. Die *Druckphase* dauert ca. 90 Sek., die *Pausenphase* ca. 30 Sek. Hier kann die Funktion der Wadenmuskelpumpe passiv übernommen werden.

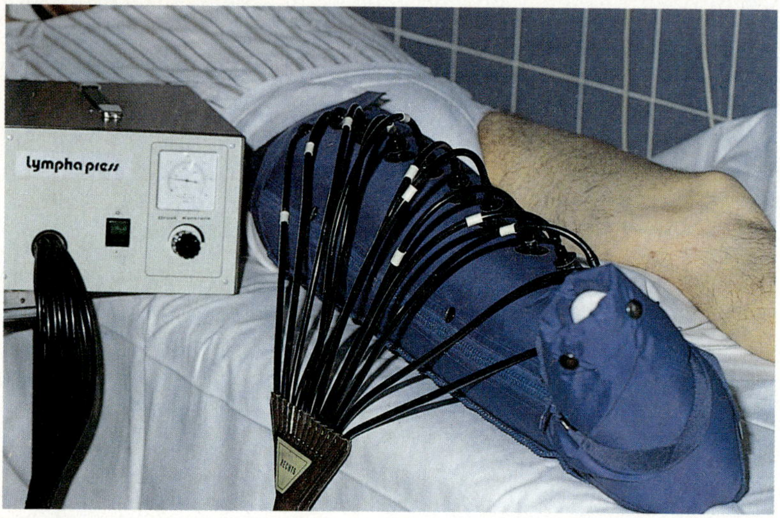

Abb. 14 Kompressionsbehandlung mit einer aufblasbaren Manschette

Antithrombosestrümpfe sind ein fester Bestandteil der Thromboseprophylaxe in der Klinik. Sie werden bis zur endgültigen Mobilisation des Patienten 24 Stunden am Tag getragen. Sie verhindern ein Versacken des Blutes im oberflächlichen Venensystem, so daß das Blut vor allem über das tiefe Venensystem und damit mit höherer Blutstromgeschwindigkeit zum Herzen transportiert wird.

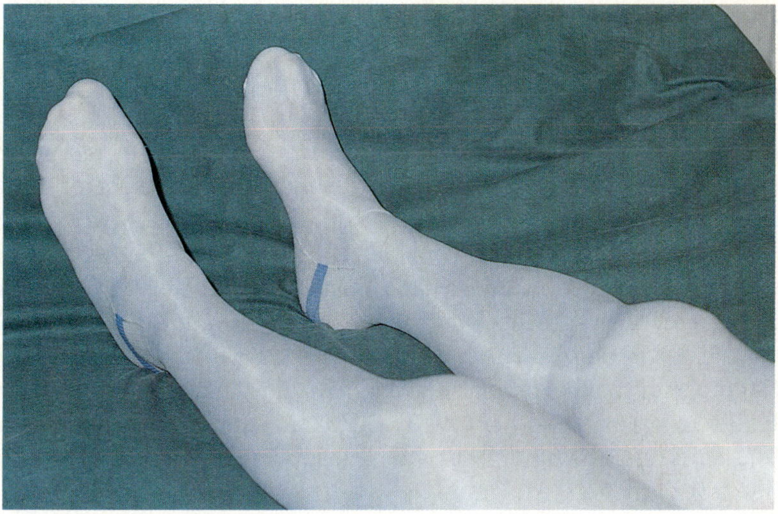

Abb. 15 Patient, der die in der Klinik üblichen Antithrombosestrümpfe trägt

Medikamentöse Thromboseprophylaxe

Die medikamentöse Thromboseprophylaxe verfolgt die Absicht, thrombo-embolische Komplikationen bei Risikopatienten zu vermeiden. Ohne diese vorbeugenden Maßnahmen besteht die Gefahr der tiefen Becken-Beinvenen-Thrombose. Es kann sich dann ein Teil des Thrombus löslösen und auf dem Weg über die rechte Herzkammer in der Lunge eine Lungenembolie verursachen, die in Minutenschnelle tödlich verlaufen kann. Untersuchungen haben gezeigt, daß die beste Prophylaxe eine Kombination krankengymnastischer Verfahren und einer medikamentöser Therapie darstellt.

Eine Hemmung der Blutgerinnung erfolgt mit Heparin. Der Vorteil ist eine gute Steuerbarkeit und der sofortige Wirkungseintritt des Heparins. Der große Nachteil ist, daß es nur als Infusion (intravenös) oder als Bauchspritze (subkutan) angewendet werden kann. Die Höhe der Dosierung und der Effekt des Heparins auf das Gerinnungssystem kann einfach durch eine laborchemische Untersuchung der »Partiellen Thromboplastin-Zeit« (PTT) bestimmt werden.

Postoperative Thromboseprophylaxe

Noch vor wenigen Jahren waren tödliche Komplikationen durch Lungenembolien nach operativen Eingriffen an der Tagesordnung. Nach einer Statistik aus Schweizer Spitälern aus dem Jahre 1925 »rafften Embolien selbst nach nur kleinen chirurgischen Eingriffen rund 3 Prozent aller Patienten – viele Jugendliche, eigentlich Gesunde – ohne Vorwarnung hinweg«. Wie einem Übersichtsartikel der Zeitschrift für Geriatrie zu entnehmen ist, verstarben von den Patienten, bei denen sich postoperativ eine Venenthrombose entwickelt hatte, etwa ein Drittel innerhalb weniger Tage. Nach gynäkologischen Operationen oder nach Geburten traten in der Universitätsfrauenklinik in Halle im Jahre 1934 bei etwa 1,6 Prozent der Frauen Thrombosen auf, und bei ungefähr 0,6 Prozent der Patientinnen kam es zu Lungenembolien mit tödlichem Ausgang.

Es ist deshalb allzu verständlich, wenn der Heidelberger Internist MORAWITZ die Thrombosen »als etwas Hoffnungsloses, ein unheimliches Leiden, ein Schreckgespenst für Chirurgen und Internisten« bezeichnet.

Gegen Ende der 30er Jahre erfolgte dann erstmals der Einsatz einer neuen Substanz mit großem Erfolg. Das Medikament trug den Namen »Antiprothrombin« und war kaum erhältlich. In einem ersten Großversuch wurde dieses Wundermittel bei Frischoperierten eingesetzt. In keinem Fall kam es zu einem emboliebedingten Todesfall. Dies war die Geburtsstunde des Heparins.

Low-dose Heparin

Ein sensationeller Meilenstein in der Verhinderung von Thromboembolien nach Operationen war die Einführung der niedrig dosierten Heparin-Prophylaxe (sog. »Low-dose-Prophylaxe«) durch Prof. V. V. KAKKAR, London, im Jahre 1975. Die Prophylaxe, frühzeitig, d. h. vor der Operation, begonnen, verhindert die Gerinnselbildung, ohne daß die sinnvolle und notwendige Blutstillung entscheidend gestört ist. Folgendes Behandlungsschema hat sich durchgesetzt:

5000 I. E. Heparin subkutan: 2 Std. vor der Operation
sowie: alle 8 Stunden bis zur vollständigen Mobilisierung des Patienten bzw. bis zur Entlassung.

Mit dieser Prophylaxe gelang es, die Thromboserate unter stationären Bedingungen (also im Krankenhaus) auf unter 10%, die Rate der Lungenembolie von ungefähr 2% auf 0,5% zu reduzieren.

Kombination: Heparin und venentonisierende Medikamente

Frühzeitig hat man versucht, durch die Kombination mit venentonisierenden Medikamenten, vor allem Mutterkornabkömmlingen eine Wirkungsverstärkung zu erreichen. Dies schien insbesondere bei der besonders Thrombose- und *embolieträchtigen Operation mit Hüftgelenksersatz* (»Hüftendoprothese«) vielversprechend zu sein. Allerdings haben Mutterkornalkaloide auch erhebliche Nebenwirkungen. Sie können zu Gefäßkrämpfen der Arterien (Ergotismus) führen. Deshalb mußte die Kombination vom Bundesgesundheitsamt vom Markt genommen werden.

Thromboseschutz bei Ruhigstellung der Beine immer notwendig
Auch zu Hause einer Thrombose vorbeugen

Bei jeder Form der Ruhigstellung der Beine im Gips- oder Zinkleimverband ist eine Thromboseprophylaxe notwendig. Auch im ambulanten Bereich und auch nach Bagatellverletzungen sind sonst Thrombosen und Lungenembolien zu befürchten. Ein besonders hohes Risiko haben auch die Patienten, bei denen die unteren Extremitäten nach einer Verletzung bis zum Operationstermin ruhiggestellt wird. Unabhängig davon, ob diese Patienten ambulant oder stationär geführt werden, ist die tägliche Heparinbehandlung erforderlich. Dadurch sind die zuvor besprochenen flankierenden physikalischen Maßnahmen aber nicht ersetzbar.

Ein besonders hohes Thromboseembolie-Risiko haben unfallchirurgische Patienten über 40 Jahre, bei denen zusätzliche Risikofaktoren wie Übergewicht, Krampfaderleiden oder Thromboseereignisse in der Vorgeschichte vorliegen. Die Thromboseembolierate bei über 10%. Besonders stark gefährdet sind Patienten mit Liegegips. Durch Behandlung mit Heparin kann diese Zahl auf 1% gesenkt werden.

Thromboseprophylaxe: Was Sie selbst tun können

Vermeiden Sie Risikofaktoren:

- vor einer geplanten Operation unbedingt Übergewicht abbauen!
- Wundern Sie sich nicht, wenn Sie schon am nächsten Tag nach einer Operation aus dem Bett müssen: eine frühe Mobilisation nach einer Operation schützt Sie vor Beinvenenthrombosen!
- Bei ausgeprägtem Krampfaderleiden sollten Sie konsequent Kompressionsstrümpfe tragen!
- Warnung vor der Kombination *»Pille* und *Rauchen«!!* Gerade junge Patientinnen können schwerste Komplikationen durch Thrombosen und Lungenembolien davontragen.
- *Pille* vier Wochen vor geplanter Operation absetzen! Der günstigste Zeitpunkt zum Absetzen oraler Kontrazeptiva vor einer planbaren Operation liegt etwa vier Wochen vorher.

Dies hat eine britische Untersuchung an 24 nichtrauchenden Frauen im Alter zwischen 25 und 45 Jahren ergeben, die nach einer sechsmonatigen Pilleneinnahme die Therapie stoppten. Vorher und nachher wurden Blutgerinnungswerte analysiert. Es zeigte sich, daß sich vier Wochen nach Beendigung der Pilleneinnahme die Blutgerinnungswerte (insbesondere die Werte von Fibrinogen und Antithrombin III) wieder normalisiert hatten. Eine durch die Pille bedingte erhöhte Gerinnungsbereitschaft liegt dann nicht mehr vor.

Bei Unklarheiten sollten Sie auf jeden Fall ihren behandelnden Arzt befragen.

Ambulante Thromboembolieprophylaxe bei thrombosegefährdeten Schwangeren

Die Thromboserate bei Schwangeren im Vergleich zu Nichtschwangeren einer gleichen Altersgruppe ist um den Faktor 3–5 erhöht. Die Lungenembolie infolge einer tiefen Beinvenenthrombose ist auch heute noch die Haupttodesursache während der Schwangerschaft und unmittelbar nach der Entbindung. Dennoch sind bei gesunden Schwangeren Thromboemboliekomplikationen insgesamt selten. Kumarinpräparate dürfen während der Schwangerschaft nicht eingenommen werden, weil sie eine Blutungsgefahr für den Fetus darstellen und weil einige Kumarinpräparate (z. B. Warfarin) kindliche Mißbildungen verursachen können.

Eine wirksame Prophylaxe und Therapie der Thrombosen bzw. Lungenembolien in der Schwangerschaft ist die Heparinbehandlung. Heparin ist nicht plazentagängig.

Es gilt heute als gesichert, daß jenseits der 12. Schwangerschaftswoche Heparin ohne Gefahr für die Frucht intravenös oder subkutan injiziert werden kann. Wenn die Heparinprophylaxe subkutan durchgeführt wird, sollte man auf die Streckseite von Oberschenkel und Oberarme ausweichen. Bei Schwangeren sollten subkutane Injektionen in den Bauch vermieden werden.

Kurz vor dem Endbindungstermin wird in der Regel die subkutane Behandlung auf die intravenöse umgestellt, weil dadurch beim Geburtstermin eine Normalisierung der Blutgerinnung besser zu erreichen ist. Nach der Entbindung erfolgt dann die weitere Prophylaxe wieder durch Hautspritzen.

Wir möchten darauf hinweisen (siehe auch S. 56), daß gerade in der Schwangerschaft bei einer Langzeitprophylaxe mit Heparin eine Osteoporose auftreten kann. Deshalb: Reichliche Zufuhr von Kalzium und kleine Dosen Vitamin D nach Rücksprache mit dem behandelnden Arzt!

Thromboembolieprophylaxe in der Schwangerschaft und im Wochenbett bei

- Postthrombotischem Syndrom (früher abgelaufene Beinvenenthrombose)
- immer wieder auftretender oberflächlicher Venenentzündung
- extremer Krampfaderbildung
- Herzkrankheiten, z. B. nach Herzklappenersatz
- Nachbehandlung nach einer Thrombolyse

Welche Dosierung?

Ihr behandelnder Arzt wird in der Regel eine Dosierung von 5000–7500 I. E. Heparin subkutan, 2 × /24 h unter Kontrolle der partiellen Thromboplastinzeit und der Blutplättchen empfehlen. Nach dem 5. Schwangerschaftsmonat ist eine etwas höhere Dosis erforderlich (20 000 I. E. täglich). Eine Selbstinjektion durch die Schwangere ist in der Regel problemlos möglich.

Zu Anfang sollten die Kontrollen wöchentlich, später, bei stabilen Gerinnungswerten, 14tägig durchgeführt werden.

Ist ein Patient thrombosegefährdet oder nicht?
Die Vorgeschichte hat eine Bedeutung.

Bei der Frage, ob ein Patient thrombosegefährdet ist, hat auch die Vorgeschichte eine herausragende Bedeutung, denn die üblichen Gerinnungstests erkennen das Ausmaß des individuellen Risikos nicht. Um beispielsweise vor chirurgischen Eingriffen eine Thrombosegefährdung zu erkennen, sollte der Patient danach gefragt werden, ob er vor dem 40. Lebensjahr eine Thrombose oder Thromboembolie gehabt hat. Diese Patienten haben oft z. B. zuviele Blutkörperchen (Polyzythämie), die ein hohes Thromboserisiko anzeigen.

Zur Geschichte der Blutgerinnung

Medizinhistorisch geht man davon aus, daß die griechischen Naturphilosophen die ersten Beobachtungen zur Gerinnung des Blutes machten.

Bereits in einer Schrift des HIPPOKRATES fand sich im vierten Jahrhundert vor CHRISTUS der Hinweis, daß das Blut von Opfertieren solange flüssig bleibt, wie es warm ist; nach der Erkaltung ist es geronnen.

Bei präkolumbischen Völkern, bei denen chirurgische Eingriffe bereits ein hohes Niveau erreicht hatten, geschah dies durch das Auflegen gekauter Kräuter. Im antiken Peru unterband man eine Blutung aus der Kopfschwarte, indem man ein langes Gazeband wie ein Tourniquet (Staubinde) um den Schädel wickelte.

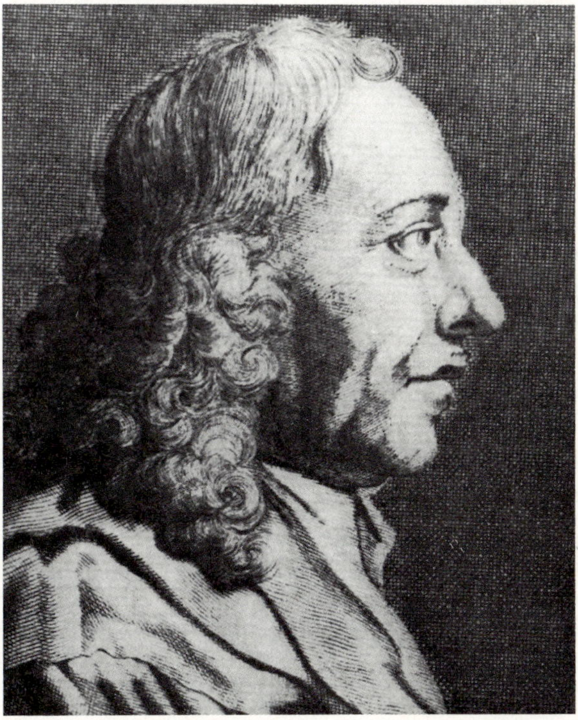

Abb. 16
MARCELLO MALPIGHI (1628–1694), der zum erstenmal die von WILLIAM HARVEY beschriebenen Haargefäße entdeckte, beschrieb auch zum erstenmal die Feinstruktur eines Blutgerinnsels.

Im 17. Jahrhundert fand WILLIS (1659), daß Blutserum von Fibringerinnsel getrennt werden konnte und MARCELLO MALPIGHI beschrieb 1666 die fadenartige Struktur des Materials, das ein Gerinnsel ausmacht.

Erst 1771 entdeckte HEWSON, daß bei der Blutgerinnung neben bestimmten Blutkörperchen auch die Gerinnungsfaktoren eine Rolle spielen.

Die Entwicklung der Gerinnungshemmer

Am Anfang stand der Blutegel

Bis vor 50 Jahren gab es praktisch keine gerinnungshemmenden Medikamente. Zum Einsatz kam vor allem der Blutegel. Der genaue Ursprung der gerinnungshemmenden Blutegel-Behandlung ist nicht völlig geklärt.

Im Jahre 1884 erkannte JOHN B. HAYCRAFT im Pharmakologischen Institut in Straßburg, daß Blutegel (Hirudo medicinalis) eine Substanz mit gerinnungshemmenden Eigenschaften besitzen. Bis zu der späteren Entdeckung von Heparin war der Stoff des Blutegels *(»Hirudin«)* das einzige Mittel, mit dessen Hilfe man Blut vor der Gerinnung schützen konnte. Man benutzte vor allem wäßrige Extrakte und Trockenpräparate aus Blutegeln.

Bereits im 17. Jahrhundert blühte der Handel mit Blutegeln, die vorwiegend von Böhmen und Bayern aus nach Frankreich, Rußland, Südamerika und Westindien exportiert wurden. Noch bis zum ersten Weltkrieg wurde mit Blutegeln ein gut florierender Handel betrieben.

Über 100 Jahre nach Entdeckung des Hirudins erlebt dieser Eiweißstoff wieder eine Renaissance, weil es mittlerweile gelungen ist, diesen Stoff gentechnologisch in reinster Form herzustellen.

Heparin: in der Hundeleber entdeckt

Im Jahre 1916 fand Mc Lean in der Hundeleber einen Stoff, der die Blutgerinnung hemmte. Wegen seinem Ursprungsort nannte der amerikanische Physiologe William Henry Howell (1860–1945) den Stoff *Heparin* (lat. hepar = Leber).

Heparin kommt in höchster Konzentration in der Leber vor, wird aber auch in anderen inneren Organen von Mensch und Tier produziert. 1935 wurde der chemische Aufbau von Heparin aufgeklärt. Bereits 1928 war Heparin erstmals klinisch eingesetzt worden. 1942 erfolgte die biologische Standardisierung in Internationalen Einheiten = IE (oder IU = International Units).

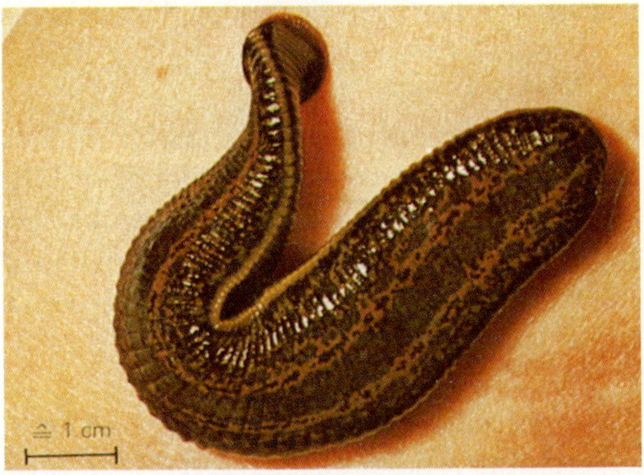

Abb. 17

Blutegel (Hirudo medicinalis), die zur Familie der Kieferegel gehören, werden bis zu 15 cm lang. Sie leben in flachen stehenden Sumpfgewässern, Teichen und Seen im mitteleuropäischen Raum. Wenn sich der Blutegel mit dem Mundsaugnapf auf der Haut des Wirtes festgesetzt hat, ritzt er sie mit dem Kiefer auf und gibt Hirudin ab, das die Blutgerinnung hemmt. Blutegel vermögen bis zu 15 ccm Blut zu saugen. Nach einer solchen Blutmahlzeit können Blutegel bis zu zwei Jahre lang ohne weitere Nahrung auskommen.

Der Blutegel kann das aufgesaugte Blut über eineinhalb Jahre speichern, ohne daß es zersetzt werden würde. In vielen Apotheken sind Blutegel heute noch erhältlich. Diese Tiere stammen aus dem Balkan. Bei uns sind Blutegel heute nahezu ausgerottet.

Kumarinabkömmlinge: Rinder verbluteteten durch Süßklee

Tierärzte aus der Provinz Alberta in Kanada berichteten 1922 erstmals über eine Blutungskrankheit bei Rindern, die im Winter verdorbenes Süßkleeheu gefressen hatten. Bei den Tieren kam es bei geringsten Verletzungen oder nach kleinen operativen Eingriffen spontan zu großen Blutungen. Die meisten Tiere starben binnen 50 Tagen. Deshalb nannte man zunächst diese Erkrankung auch *Süßklee-Krankheit* (sweet clover disease). Verzweifelte Untersuchungen zur Ursache dieser Art Bluterkrankheit führten dazu, daß man bereits 1924 erkannte, daß eine Störung der Blutgerinnung die Ursache dieser Krankheit war. 1931 wurde dann die sensationelle Entdeckung gemacht, daß die Tiere nach Genuß von vergorenem Heu einen Mangel an Prothrombin (Vorstufe des Gerinnungsstoffes Thrombin, s. S. 15) entwickelten.

Wenn man Blut von gesunden Rindern übertrug, konnten die erkrankten Tiere geheilt werden. Zu Beginn der vierziger Jahre wurde Dicumarol als Auslöser der Süßklee-Krankheit entdeckt. Diese Substanz entsteht bei der Vergärung von Klee aus dem Kumarin. Kumarin ist die Substanz, die dem frischen Klee den bitteren Geschmack verleiht.

Bereits 1944 wurden die ersten Dikumarolabkömmlinge zum Schutz vor erneutem Herzinfarkt nach überlebtem ersten Infarkt empfohlen. 1948 wurde der Dikumarolabkömmling *Warfarin* als Rattengift eingeführt. Genau in dieser Zeit machte A. J. QUICK seine entscheidenden Untersuchungen zur Blutgerinnung.

Interessant ist, daß die Entdeckung des Dikumarol parallel ging mit der Entdeckung des *Vitamin K*. Forscher zeigten, daß Küken, die mit einer speziellen Diät behandelt worden waren, spontan Blutungen bekamen. Die Blutungen ließen sich verhindern, wenn Substanzen gegeben wurden, die man später als Vitamin K erkannte. Für diese Entdeckungen bekamen 1943 die Dänen DAM und DORSY den Nobelpreis für Medizin.

Grundlagen der gerinnungshemmenden Behandlung

Zur gerinnungshemmenden Behandlung stehen zwei verschiedene Substanzgruppen zur Verfügung:

Heparin und Heparinabkömmlinge
Kumarinabkömmlinge (Marcumar®, Sintrom®, Coumadin®, Falithrom®)

Heparin

Heparin findet sich in den meisten Körpergeweben, in Lunge, Leber, Darmzellen, sowie den sog. Mastzellen. Im menschlichen Blut findet sich unter normalen Bedingungen Heparin nur in kleinsten Konzentrationen. Eine systemische gerinnungsphysiologische Bedeutung des Heparins konnte bisher nicht nachgewiesen werden.

Leider ist es auch bisher nicht gelungen, Heparin trotz bekannter chemischer Struktur, synthetisch herzustellen.

Neben der gerinnungshemmenden Aktivität greift Heparin auch in viele biologische Systeme ein, es wirkt hemmend oder stimulierend auf Hormone und kann durch Aktivierung der fettabbauenden Enzyme die Neutralfette im Blut reduzieren.

Die heute in Deutschland verwendeten Heparine stammen aus dem Darmgewebe vom Schwein.

Die Dosis wird in internationalen Einheiten, nicht nach Gewicht, angegeben, da die biologische Aktivität und das Gewicht nicht in einem festen Zusammenhang stehen. Die Wirkung des Heparins ist gekoppelt an das im Blut vorkommende Antithrombin III, es kann die gerinnungshemmende Wirkung dieses natürlichen Gerinnungshemmers um ein Vielfaches steigern. Daneben werden die Faktoren IX bis XII inaktiviert.

Bei ausreichenden Mengen an Antithrombin III kann Heparin die Gerinnung sofort hemmen. Die Wirkung kann durch eine bestimmte Gerinnungsanalyse, der partiellen Thromboplastinzeit (PTT), bestimmt werden. Die unten angegebenen Werte sind einer gewissen Variationsbreite, abhängig von den verwendeten Meßreagenzien, unterworfen.

Normalwerte für die PTT ohne Gerinnungshemmer:
25–35 Sek.
Therapeutischer Bereich unter Heparinbehandlung:
50–80 Sek.

Behandlung mit Heparin

Leider wird Heparin bei Verabfolgung über den Magen-Darm-Trakt praktisch nicht in den Blutkreislauf aufgenommen, so daß die Gabe von Heparin nur **intravenös** *(Spritze in eine Vene)* oder **subkutan** *(Spritze unter die Haut)* in entsprechenden Mengen in den Kreislauf gelangt. Die Zeit, in der die Hälfte des zugeführten Heparins im Körper abgebaut ist, beträgt zwischen 60 und 90 Minuten. Deshalb muß die Heparingabe entweder durchgehend oder subkutan 2–3mal pro Tag, abhängig von der verabreichten Dosis, gegeben werden.

Intravenöse Einzelgabe von Heparin

Eine intravenöse Einzelgabe von Heparin wird zur schnellen Gerinnungshemmung bei akuten Erkrankungen (Herzinfarkt, Lungenembolie) durchgeführt. Bei Eingriffen, bei denen Katheter in das Gefäßsystem eingeführt werden, muß eine Gerinnselbildung durch Heparin an diesem Fremdmaterial verhindert werden.

Heparindauerinfusion

Die Dauerinfusion wird vor allem dann eingesetzt, wenn eine kontinuierliche Gerinnungshemmung benötigt wird. Das Heparin wird hierfür in eine physiologische Kochsalzlösung eingebracht und mit entsprechender Tropfgeschwindigkeit über 24 h infundiert (übertragen). Genaue Kontrollen der Blutgerinnung sind unumgänglich, da die benötigte Heparindosis von Patient zu Patient stark schwanken kann.

Intramuskuläre Injektion

Diese früher angewendete Applikationsform wird heute nicht mehr angewendet, weil es zu schweren, schmerzhaften Blutungen in den Muskeln kommen kann. Es ist sogar verboten, bei Patienten, die unter einer gerinnungshemmenden Therapie stehen, Injektionen in den Muskel zu verabreichen.

Aus diesem Grund sollte die Therapie möglichst auch im Notfall-Ausweis vermerkt sein.

Subkutane Injektion

Die subkutane Heparingabe eignet sich vor allem zur Thromboseprophylaxe vor oder nach Operationen und bei Bettlägerigkeit. Je nach Dosierung sind 2–3 Injektionen pro Tag nötig. Diese Applikationsform kann vom Patienten auch schnell selbst gelernt und durchgeführt werden, so daß eine ambulante Heparintherapie zu Hause möglich ist. Hierfür sind Fertigspritzen sehr geeignet, da dadurch Dosierungsfehler vermieden werden können. Injektionsorte sind das Unterhautfettgewebe der Bauchhaut und des Oberschenkels. Die Injektion ist bei richtig durchgeführter Technik schmerzfrei. Am Ort der Injektion können sich kleine Blutergüsse bilden, die aber harmlos sind.

Der große Vorteil dieser Heparingabe ist die verbesserte Mobilität des Patienten und die Möglichkeit der Selbstinjektion.

Die Selbstinjektion von Heparin kann angezeigt sein bei folgenden Erkrankungen:

- Unterschenkelvenenthrombose, die ambulant behandelt wird
- oberflächliche Venenentzündungen (vor allem am Oberschenkel)
- während der Schwangerschaft bei Patientinnen mit künstlichen Herzklappen und Beinvenenthrombosen
- bei Patienten mit Marcumarunverträglichkeit

Subkutane Selbstinjektion von Heparin ist kinderleicht!

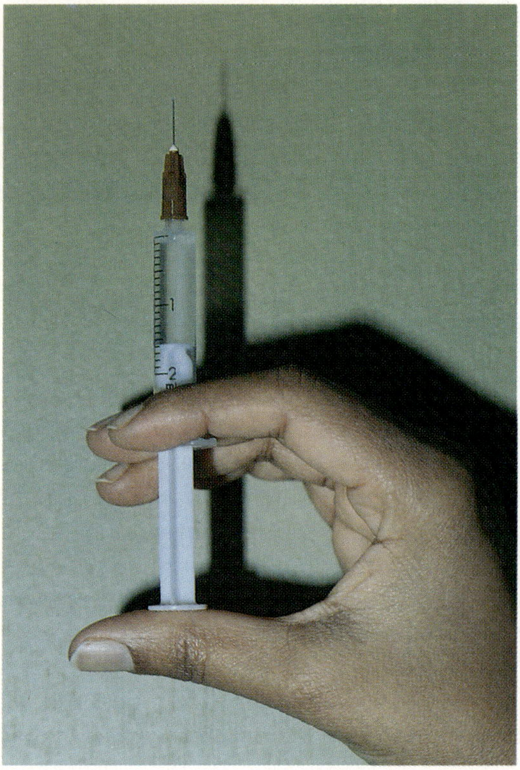

Abb. 18
In einer Spritze Aufziehen der entsprechenden Heparinmenge und Entfernen von Luftblasen

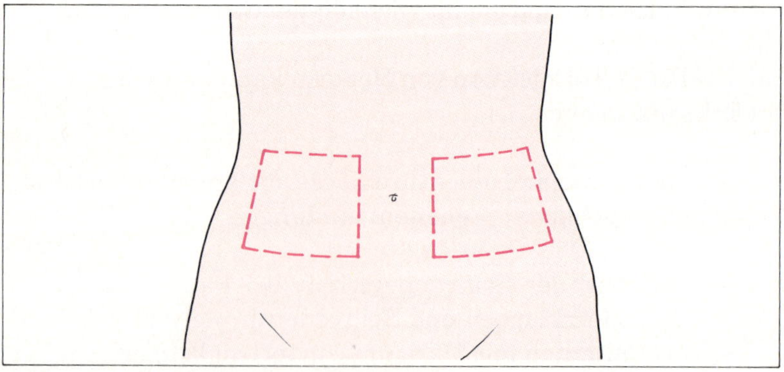

Abb. 19 Ein bevorzugter Injektionsort ist das Fettgewebe der Bauchhaut

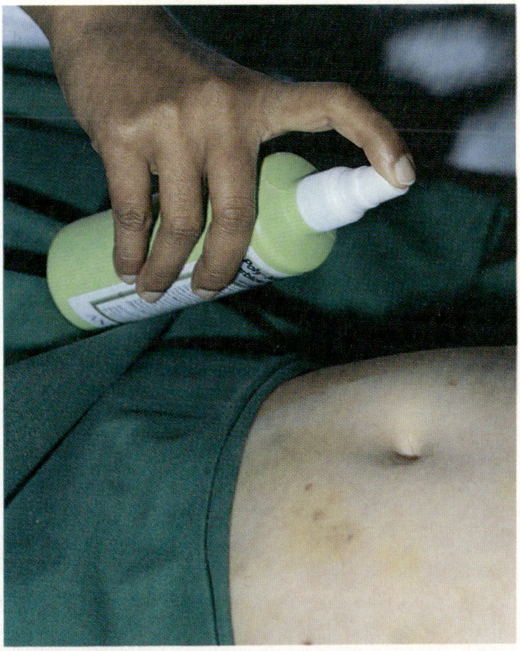

Abb. 20
Desinfektion der Injektionsstelle

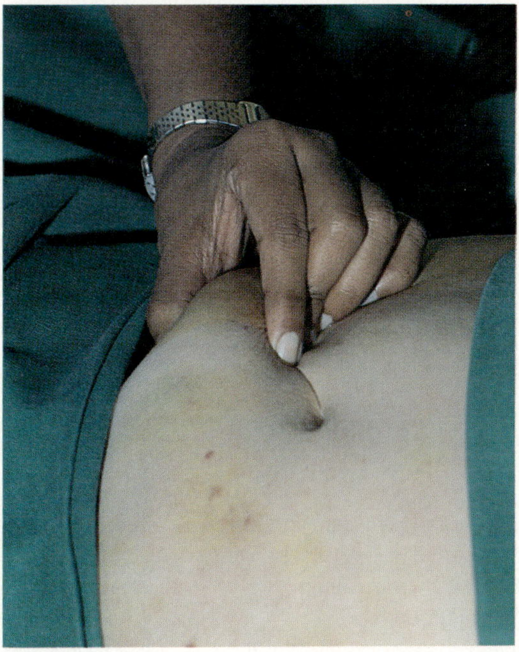

Abb. 21
Mit Daumen und Zeigefinger
eine Bauchfalte abheben

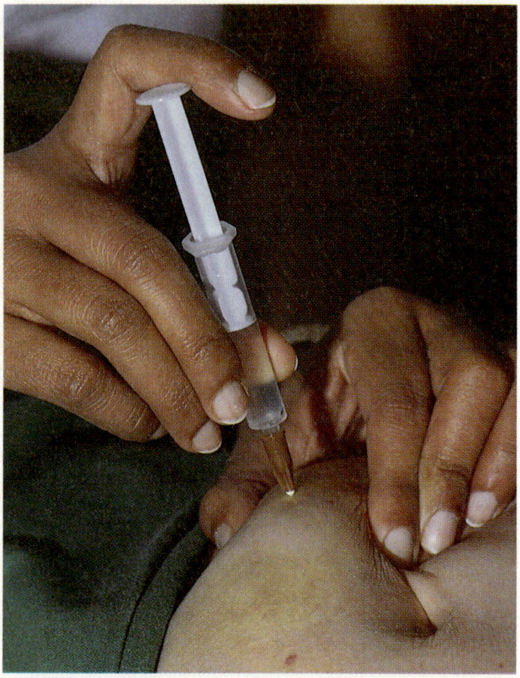

Abb. 22
Die Hautfalte festhalten und mit der anderen Hand die Spritze senkrecht dazu in die Haut einstechen

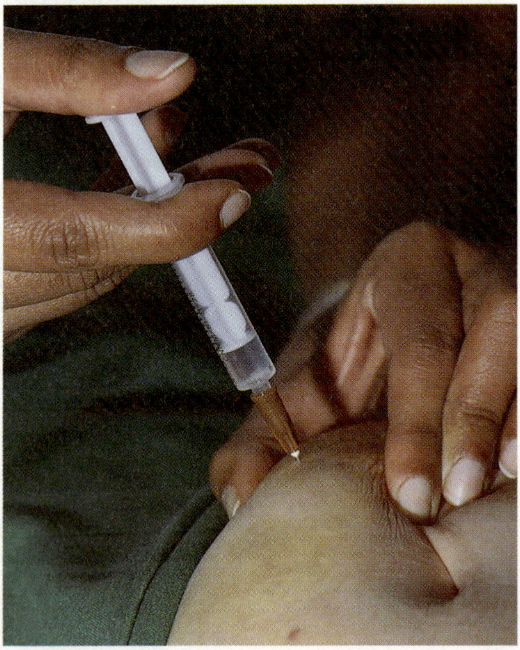

Abb. 23
Das Heparin langsam injizieren, nachdem das Zurückziehen des Kolbens nicht zu einer Rotverfärbung des Injektionsmittels geführt hat

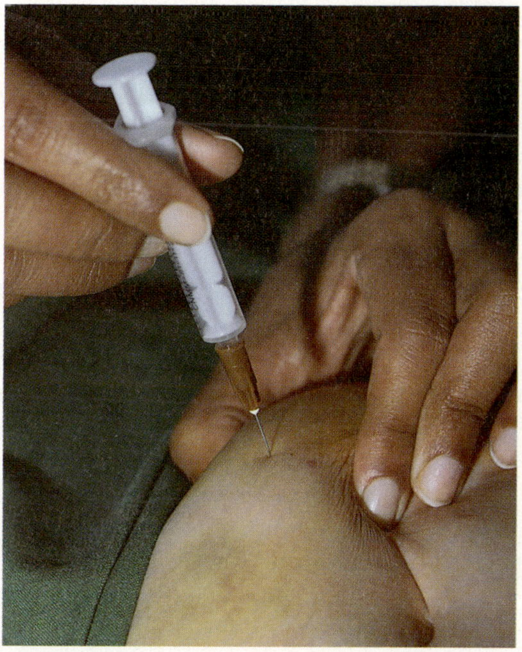

Abb. 24
Nach der Injektion die Spritze in der gleichen Position zurückziehen

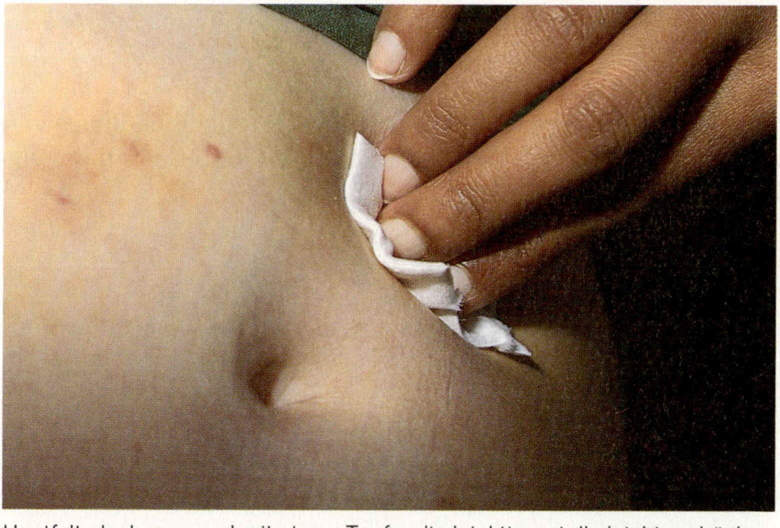

Abb. 25 Hautfalte loslassen und mit einem Tupfer die Injektionsstelle leicht andrücken, um kleinste Hautblutungen zu unterbinden

Überwachung der Heparintherapie

Die Wirkung der Heparintherapie wird durch einen Gerinnungstest (PTT) kontrolliert. Therapeutisch sollte eine Verlängerung der Gerinnungszeit im Test, in Sekunden gemessen, um das 2–3fache der Norm verlängert sein.

Nebenwirkungen der Heparintherapie

Folgende unerwünschte Begleiterkrankungen können in seltenen Fällen unter einer Heparintherapie auftreten:

- Kopfschmerzen
- Rückenschmerzen
- Gelenkschmerzen
- Übelkeit
- Kreislaufreaktionen
- allergische Reaktionen mit Hautausschlägen
- Haarausfall in ca. 20% der Fälle
- Erhöhung der Leberwerte im Blut
- Erniedrigung der Blutplättchenzahl (Thrombozyten)
- Knochenerweichung bei Heparin-Langzeitbehandlung

Die oben genannten Nebenwirkungen bilden sich aber bei Absetzen der Heparintherapie zurück und hinterlassen im allgemeinen keine bleibenden Schäden.

Knochenerweichung: mögliche Nebenwirkung unter Heparin-Langzeitbehandlung

Obwohl Heparin bereits seit 1936 zur Gerinnungshemmung eingesetzt wird, wurde erstmals 1965 bekannt, daß es als Nebenwirkung einer Heparin-Langzeitbehandlung zu einer *Knochenerweichung* (Osteoporose) kommen kann. Bei einem 50jährigen Mann traten Wirbelkörperbrüche unter einer Heparintherapie auf. Nach und nach wurden andere Fallbeschreibungen veröffentlicht, die über spontanc Wirbel- und Rippenfrakturen berichteten. Diese Nebenwirkung ist aber dosisabhängig. Patienten, die bereits vor der Heparinbehandlung eine verminderte Knochenmasse haben, sind besonders bedroht. Besonders gefährdet sind auch Schwangere und Patienten, die gleichzeitig mit Heparin und Kortison-Präparaten behandelt werden. Die Gefährdung der Schwangeren dürfte dadurch bedingt sein, daß der Fetus der Mutter viel Kalzium entzieht.

Neben diesen besonderen Risikogruppen können allerdings auch völlig skelettgesunde jugendliche Erwachsene und auch Kinder bei entsprechend hoher und langfristiger Behandlung (mehr als 20000 I.E./d über länger als 6 Monate) eine heparinbedingte Knochenentkalkung entwickeln.

Unter der sog. »Low-dose-Heparinbehandlung« (= 3 × 5000 I. E. Heparin pro Tag) ist diese Nebenwirkung noch nicht beobachtet worden. Eine Heparin-Langzeitbehandlung wird eingesetzt

- bei Antithrombin-III-Mangel
- bei thromboembolischen Erkrankungen und gleichzeitiger Gegenanzeige für eine Marcumarbehandlung
- und bei Patientinnen, die während einer Schwangerschaft vor thromboembolischen Komplikationen geschützt werden müssen.

Was kann man gegen eine Heparin-Osteoporose tun?

Da die Entstehung der Knochenerweichung unter Heparinbehandlung immer noch nicht genau geklärt ist, ist auch eine ursächliche Therapie nicht möglich. Wenn immer möglich, sollte Heparin abgesetzt werden und eine Umstellung auf Marcumar® erfolgen. Es wird auch eine Kombinationstherapie mit Natriumfluorid und Kalzium empfohlen. In schweren Fällen hilft die Injektionsbehandlung mit dem Hormon Kalzitonin (Cibacalcin® oder Karil®).

Niedermolekulares Heparin: Alternative zur oralen Antikoagulation

Was tun, wenn ein thrombose- und emboliegefährdeter Patient keine oralen Antikoagulanzien verträgt? Das herkömmliche Heparin war wegen der zu häufig notwendigen Injektionen nur beschränkt geeignet. Ein anderes Problem war und ist der enge therapeutische Bereich, der zumindest frisch operierten Patienten durch ein gewisses Blutungsrisiko der Thromboembolieprophylaxe Grenzen setzt. Die Alternative ist das niedermolekulare Heparin (NMH), eine neue Generation von Heparinen. Eine einzige subkutane tägliche Fertigspritze reicht völlig aus. Die längere funktionelle Halbwertszeit und die höhere Bioverfügbarkeit ermöglichen längere Spritzintervalle. Die Reduktion der täglichen Injektionen ist sowohl für den Patienten als auch für das Pflegepersonal eine Erleichterung. Lokale Blutungskomplikationen und Verminderungen der Blutplättchenanzahl (Thrombozytopenie) sind seltener als bei herkömmlichen nichtfraktionierten Heparinen.

Ein großes Problem ist allerdings noch, daß sich, bedingt durch die unterschiedlichen Verfahren zur Gewinnung einzelner niedermolekularer Heparine, die einzelnen auf dem Markt befindlichen Präparate in ihrer Wirkung deutlich unterscheiden. Dennoch hat in einzelnen Ländern, z. B. in Frankreich, das niedermolekulare Heparin das konventionelle Heparin aus der postoperativen Thromboseprophylaxe fast vollständig verdrängt.

Fertigspritzen haben Vorteile

Fertigspritzen sind in der Thromboembolieprophylaxe aus folgenden Gründen vorzuziehen:

- genaue Dosierung und Standardisierung der Heparinmenge
- Sterilität ist gewährleistet
- bei der Selbstinjektion haben Patienten oft Schwierigkeiten mit dem Aufziehen der Ampullen

Schwangere: kein niedermolekulares Heparin

Während der Schwangerschaft sollte der »Low-Dose-Heparin-Prophylaxe« der Vorzug gegeben werden, da über die Unbedenklichkeit der niedermolekularen Heparine (Blutungsgefahr und Fruchtschädigung) noch zu wenig bekannt ist.

Kumarinabkömmlinge

Die gerinnungshemmende Langzeitbehandlung wird in der Regel mit Kumarinabkömmlingen durchgeführt. Der entscheidende Vorteil dieser Medikamente ist die Einnahme in Tablettenform. Die gerinnungshemmende Wirkung entfaltet sich erst voll nach einigen Tagen, was mit dem Wirkprinzip dieser Substanzen zusammenhängt:

Die Gerinnungsfaktoren werden in der Leber gebildet; dabei bedarf es zur Bildung der Gerinnungsfaktoren II, VII, IX und X des Vorhandenseins von Vitamin K. Dieses fettlösliche Vitamin kommt natürlicherweise in Getreide, Tomaten, Kohlsorten, Luzerne und Schweineleber in hoher Konzentration vor. Als Gegenspieler von Vitamin K verhindern die Kumarine aufgrund ähnlicher chemischer Struktur die Neubildung von funktionstüchtigen Gerinnungsfaktoren. Die gerinnungshemmende Wirkung der Kumarine ist dosisabhängig, so daß durch eine übermäßige Zufuhr von Vitamin K durch die Nahrung der gerinnungshemmende Effekt der Kumarine aufgehoben werden kann.

Die gebräuchlichsten Substanzen:

chemischer Name	*Handelsname*	*Wirkdauer*
Phenprocoumon	Marcumar®	7–10 Tage
Phenprocoumon	Falithrom®	7–10 Tage
Warfarin Natrium	Coumadin®	3–5 Tage
Acenocoumarol	Sintrom®	1–3 Tage

Die Wirkung von Kumarinabkömmlingen setzt erst nach ca. 6 h ein, die volle Wirkung ist erst nach frühestens 36 bis 48 h erreicht. So lange dauert es, bis die vorhandenen funktionstüchtigen Gerinnungsfaktoren aufgebraucht und durch inaktive Faktoren ersetzt worden sind.

Behandlung mit Kumarinen

Wegen des verzögerten Wirkungseintritts wird häufig die Therapie mit Kumarinen überlappend mit der Heparintherapie durchgeführt, und zwar so lange bis die volle Wirkung der Kumarine eingetreten ist. Dies dauert, von Patient zu Patient verschieden, zwischen 3 und 5 Tagen.

Kontrolle der Kumarinwirkung

Die Kontrolle über die Wirkung der Kumarine und damit die Dosierung wird mit Hilfe von einfachen Gerinnungstests durchgeführt: Der *Quicktest* und der *Thrombotest.* Leider sind die Normalwerte der Tests von den verwendeten Reagenzien der verschiedenen Firmen abhängig, so daß hier nur Annäherungswerte angegeben werden können. Deshalb ist es enorm wichtig, den Test und den entsprechenden therapeutischen Bereich im Marcumarausweis zu vermerken:

Angestrebter Gerinnungswert (therapeutischer Bereich) unter Behandlung mit Kumarinen, angegeben in % der normalen Aktivität beim Gesunden.

Thromborel (Behring)	12–25%
Ca-Thromboplastin (Behring)	20–35%
Hepato-Quick (Boehringer)	10–20%
Activated Thromboplastin (Dade)	20–35%
Thromboplastin C (Dade)	18–30%
Bacto-Thromboplastin (Difco)	15–25%
Thrombokinase Geigy (Geigy)	15–25%
Thromboplastin calcique (Merieux)	25–35%
Normotest (Nyegaard)	10–18%
Thrombotest (Nyegaard)	5–10%
Ca-Thromboplastin (Roche)	18–30%

Eine kontinuierliche Überwachung des Patienten ist somit unumgänglich. Liegt der Quickwert zu hoch, so ist keine sichere Gerinnungshemmung gewährleistet, liegt er zu tief, kann es zu lebensbedrohlichen Blutungen kommen.

Durchführung der Kontrolluntersuchungen: bei stark schwankendem Quickwert alle 1–2 Wochen, bei konstanten Werten im therapeutischen Bereich alle 3–4 Wochen.

75% aller gemessenen Quickwerte sollten beim Patienten im therapeutischen Bereich liegen; dann sind Thrombosegefahr und Blutungskomplikationen minimal!!

Faktoren, die den Quickwert beeinflussen

- falsche Tabletteneinnahme
- Bestimmung in einem anderen Labor mit anderen Reagenzien (Labornachweismethoden)
- Erhöhte Aufnahme von Vitamin-K-haltigen Lebensmitteln
- Einnahme zusätzlicher Medikamente, die eine Wirkungsverstärkung oder -abschwächung bewirken
- Aufnahmestörungen über den Magen-Darm-Trakt (z. B. Erbrechen)

Quickwert – Selbstbestimmung durch den Patienten

1986 wurden erstmals in der Bundesrepublik Deutschland in der Herz-Kreislaufklinik Bad Berleburg Patienten in der Quickwert-Selbstbestimmung geschult.

Die Kontrolluntersuchungen ergaben, daß es den meisten geschulten Patienten rasch gelang, eine optimale Gerinnungshemmung zu erzielen.

Die Idee dazu basierte auf den guten Erfahrungen mit der Selbstbestimmung des Blutzuckers bei Patienten mit Diabetes mellitus (Zuckerkrankheit). Die meisten Patienten erleben das Gefühl selbst zu handeln statt behandelt zu werden als sehr positiv.

Praktische Durchführung der Quickwert-Selbstbestimmung:

In einem Reagenzglas, in das zuvor eine kleine Stahlkugel gegeben wird, werden 20 µl Kapillarblut aus der Fingerbeere und 100 µl Citrat-Pufferlösung mit einer Pipettierhilfe pipettiert und gemischt. Das Gemisch wird in das Amelung-Koagulometer eingesetzt, mit 100 µl Hepato-Quick-Reagenz versetzt und eine Minute lang auf 37 Grad erwärmt. Die Zugabe des Kalziumchlorids in das Blut-Citrat-Gemisch wird mit einer Start-Pipette vorgenommen, welche die Stoppuhr des Koagulometers automatisch in Gang setzt. Bei dem Eintreten der Gerinnung dreht sich die Stahlkugel mit und die Uhr stoppt automatisch die Zeit in Sekunden. Der abgelesene Sekundenwert wird auf der jeder Reagenz-Charge beigefügten Tabelle in Quick-Prozent umgerechnet.

Am besten ist es, 2–3 Bestimmungen vorzunehmen und dann den Mittelwert zu nehmen. Kontrollen mit mitgeliefertem Kontrollplasma im Normal- und Abnormalbereich sind möglich.

Mit dieser Untersuchungsbeschreibung kann man natürlich als Leser nicht viel anfangen, schon gar nicht die Quickwert-Selbstbestimmung sozusagen im »Trockenkurs« lernen, dazu benötigt man einen Wochenendkurs oder drei oder vier Nachmittagsschulungen.

Erstaunlicherweise gelingt es in diesen zwei bis drei Sitzungen fast allen Teilnehmern, die Quickwert-Selbstbestimmung fehlerfrei durchzuführen. Auch mit der Marcumardosierung werden die Teilnehmer rasch vertraut. Die meisten Patienten führen die Quickwertselbstbestimmung einmal wöchentlich durch und legen ihrem Hausarzt ihren selbstgeführten Marcumar-Ausweis in größeren Abständen in der Sprechstunde vor.

Zubehör und Kosten:

Für die Quickwert-Selbstbestimmung nach der Hepato-Quick-Methode benötigt man ein kleines Coagulometer (KC 1 A der Firma Amelung, Lehbrinksweg 59, 4920 Lemgo 1 – Lieme) mit angeschlossener Automatikpipette. Hinzu kommen Pipetten, Pipettenspitzen, Pipettierhilfen, Reagenzien, Küvetten, Glasröhrchen und anderes, was natürlich zusammengestellt, bestellt und bezahlt werden muß. Hat der Patient die Methode sicher erlernt, die kleine Abschlußprüfung bestanden und mit seinem Hausarzt gesprochen, der ihn weiterbetreut, so kann er seine Krankenkasse um Kostenübernahme bitten.

Im Prinzip sind die Krankenkassen nicht verpflichtet, solche Kosten zu übernehmen; sie haben jedoch einen gewissen Ermessensspielraum, und es gelingt häufig, dem zuständigen Sachbearbeiter die Notwendigkeit klarzumachen und sein Einverständnis zu erreichen. Alternativ kann die Krankenkasse gebeten werden, die Geräte zu leasen.

Die Firma Amelung hat inzwischen zum Gebrauch durch den Patienten einen Koffer herstellen lassen, in dem Coagulometer und Zubehör Platz finden und auch auf Reisen bequem mitgenommen werden können. Information zur Quick-Selbstbestimmung durch:

Dr. med. Carola Halhuber und Angelika Bernado
Herz-Kreislaufklinik 5920 Bad Berleburg
oder
Fa. Amelung
Lehbringksweg 59, 4920 Lemgo

Vom Quickwert zur »INR« – ein Fortschritt in der Kontrolle der Therapie mit Kumarinen

Wie schon erwähnt (s. S. 52) hängt der gemessene Quickwert im wesentlichen von den verwendeten Reagenzien ab. Dies ist auf lange Sicht unbefriedigend und trägt nicht selten zu Verwirrung bei den Ärzten und Patienten bei. Im Extremfall findet das eine Labor einen Wert von 7%, das andere einen Quickwert von 30%. In beiden Fällen kann es sich um die gleiche Patientenblutprobe handeln.

In Großbritannien fand man einen Ausweg aus diesem Dilemma: man einigte sich dahingehend, nur noch ein menschliches Thromboplastin (Testreagenz) das »British Comparative Thromboplastin« als Standard zu akzeptieren. Anstelle von Prozentwerten wurde ein Quotient eingeführt. Dieser Quotient errechnet sich aus der Gerinnungszeit von Patientenblut dividiert durch die Gerinnungszeit einer

Normalplasmasammlung. Für Großbritannien wurde seit Jahren der therapeutische Bereich für Patienten mit Kumarintherapie auf Quotientenwerte zwischen 2 und 4 festgelegt. Ausgehend von positiven Erfahrungen in Großbritannien und nachfolgend auch in den Niederlanden haben zwei internationale Gremien, das »International Committee for Standardization in Haematology« und das »International Committee in Thrombosis and Haemostasis«, Empfehlungen zur Bestimmung des INR (*I*nternational *N*ormalized *R*atio) herausgegeben.

$$\text{INR} = \frac{\text{Thromboplastinzeit Patient (Sekunden)}}{\text{Thromboplastinzeit Normalplasma (Sekunden)}}$$

In der Übergangsphase sollten sowohl Quick-Wert als auch der INR-Wert aus den beiliegenden Tabellen entnommen werden.

Die therapeutischen INR-Zielwerte und Bereiche unterscheiden sich je nach Indikation und werden wie folgt angegeben:

		Zielwert	Bereich
Thromboseprophylaxe vor und während einer Operation		2,0	1,5–2,5
Thromboseprophylaxe nach einer Operation		3,0	2,5–4,0
venöse Thrombose Lungenembolie kardiale und arterielle Thrombosen künstliche Herzklappen	Alter < 60 J	4,0	3,5–5,0
	Alter > 60 J	3,5	3,0–4,5

»Thrombosedienste in Holland« – ein besonderer Service

Die optimale Einstellung der Quickwerte bzw. der INR setzt eine große Erfahrung, spezielle Kenntnisse in den Vorgängen der Blutgerinnung und genaue Kenntnisse der Kumarinwirkung voraus. Viele Patienten sehen sich regelmäßig vor Probleme gestellt, zu deren Beherrschung eine Tag und Nacht geöffnete Beratungsstelle vorhanden sein sollte. Leider gibt es solche Institutionen in Deutschland nicht.

In Holland sind allerdings seit längerer Zeit spezielle *Thrombosedienste* eingerichtet worden.

Der erste Thrombosedienst wurde 1949 von JORDAN, dem Sohn eines Zürcher Biologieprofessors, in Utrecht gegründet. Ende der sechziger Jahre gab es in Holland schon über 30 solcher Dienste. Diese haben sich zu Beginn der siebziger Jahre zu einer Genossenschaft zusammengeschlossen, deren Hauptziel nach Prof. LOELIGER aus Leiden »die Verbesserung und die landesweite Aufrechterhaltung der Qualität der oralen Antikoagulation ist«.

Heute stehen über 70 holländische Thrombosedienste für mehr als 95% der Bevölkerung in Holland zur Verfügung mit ungefähr einer Viertelmillion jährlich geführter Patienten. Viele werden zuhause betreut.

Neuerdings gibt es auch in anderen Ländern die Bestrebung, die Behandlung mit Gerinnungshemmer zu optimieren. So gibt es beispielsweise in Wien und Stockholm und in verschiedenen Orten Großbritanniens sowie in den Vereinigten Staaten von Amerika gute Ansätze zu zentralisierter und regional kontrollierter Überwachung der gerinnungshemmenden Behandlung. In Deutschland sind leider diese Bestrebungen noch nicht zu erkennen. Es wäre hier schon ein Fortschritt, wenn verstärkt Thromboseärzte und Thrombosepraxen etabliert werden würden.

Niedrig dosierte Kumarin-Behandlung

In jüngster Zeit wird mehr und mehr in Fachkreisen diskutiert, ob nicht eine »sanfte Marcumarisierung« (Quickwerte von 30 bis 38%) bei manchen thromboembolischen Krankheiten genauso wirksam ist wie eine »scharfe« Einstellung des Quickwertes (zwischen 15 und 25%). Der Hintergrund dieser Entwicklung ist natürlich das Bestreben, durch weniger Marcumar das Blutungsrisiko zu verkleinern. So konnte in einer 1991 veröffentlichten Studie gezeigt werden, daß auch Quickwerte, die nicht im therapeutischen Bereich bei Patienten nach Implantation einer künstlichen Herzklappe lagen, nicht zu einem erhöhten Thromboserisiko führten. Gleichzeitig war das Blutungsrisiko in der entsprechend »low-dose« (niedrig dosiert) deutlich verringert. Die Ergebnisse dieser Studie waren um so überraschender, als man bisher annahm, daß gerade bei Patienten mit künstlichen Herzklappen eine »scharfe Einstellung« dringend notwendig sei.

Besprechen Sie das Dosierungsproblem mit Ihrem Hausarzt bzw. mit Ihrem Herz- und Gefäßspezialisten. Sicher kann man zum jetzigen Zeitpunkt noch keine allgemeingültigen Empfehlungen geben. Der Trend geht aber eindeutig zu einer sanfteren Einstellung. Allerdings müssen derzeit laufende und noch geplante wissenschaftliche Untersuchungen zeigen, daß die niedrigen Kumarin-Dosen ebenso zuverlässig thromboembolische Komplikationen vermeiden wie die bislang praktizierte »klassische« Dosierung.

Nebenwirkungen der Kumarintherapie

Wie bei der Heparintherapie kann es in wenigen Fällen zu allergischen Reaktionen, Erhöhung der Leberwerte im Blut und zu vorübergehendem Haarausfall leichten bis schweren Grades kommen.

Bei einer Schwangerschaft können die Kumarine, im Gegensatz zu Heparin, in den kindlichen Organismus übertreten und dort beim Kind Mißbildungen des Knochen- und Nervensystems hervorrufen. Außerdem besteht ein erhöhtes kindliches Blutungsrisiko. Auch während der Stillzeit ist die Anwendung der Kumarine problematisch, da sie auch in die Muttermilch übertreten und ebenfalls beim Kind zu Blutungen führen können.

Generell können unter Einnahme von Kumarinen Blutungen auftreten. Im Vordergrund stehen nicht sichtbares Blut im Urin (Mikrohämaturie), Zahnfleischblutungen, Nasenbluten, Blutergüsse nach Verletzungen, Blutungen aus dem Magen-Darm-Trakt. Sehr selten treten Blutungen in Gelenke, Rückenmark, Gehirn, Muskeln, Nebenniere, Bauchspeicheldrüse oder Netzhaut des Auges auf.

In sehr seltenen Fällen kann es bei Patienten mit einem Protein-C-Mangel, einem angeborenen Defekt des Gerinnungssystems (siehe S. 23), beim Beginn der Kumarintherapie zu Hautblutungen, Blasenbildung und Hautgeschwüren kommen.

Sie sollten dann unbedingt *unverzüglich* Ihren behandelnden Arzt aufsuchen, wenn Sie solche Hautveränderungen beobachten.

Gegenanzeigen (Kontraindikationen) für die Marcumartherapie

- angeborene oder erworbene Blutungsneigung
- schwerer Leberschaden (z. B. Leberzirrhose)
- schwere Nierenfunktionsstörungen
- hoher, medikamentös nicht einstellbarer Blutdruck
- nach frischem Schlaganfall, wenn eine Hirnblutung vorlag
- Magen- und Zwölffingerdarmgeschwüre
- Herzklappenentzündung
- während der Schwangerschaft und Stillphase
- frische Tuberkulose
- Blutungen oder hirnchirurgische Eingriffe innerhalb der ersten 8–10 Tage
- Augenhintergrundsveränderungen beim Diabetes mellitus mit schon stattgehabter Blutung
- blutende Hämorrhoidalknoten

Menstruationsblutungen bilden **keine** Kontraindikation!!

Punktion von Rückenmarksflüssigkeit (Lumbalpunktion) und intraarterielle Punktionen (Punktion einer Arterie) sowie tiefe **Injektionen in den Gesäßmuskel** oder **Oberarmmuskel** (intramuskuläre Injektionen) sollten wegen der Blutungsgefahr unterlassen werden.

— *Gerinnungshemmer bei Tumorleiden?*

Obwohl bisher das Vorliegen einer **bösartigen Grunderkrankung** eher ein Argument gegen Gerinnungshemmer war, gibt es jetzt Untersuchungen, daß diese Patienten von Gerinnungshemmern profitieren können. Gerade diese Patienten mit bösartigen Tumoren neigen durch Veränderungen im Gerinnungssystem und einer erhöhten Gerinnungsbereitschaft stärker zu Thrombosen als andere Patienten.

In einer großen Studie wurden 431 Patienten mit Lungen-, Dickdarm-, Kehlkopf- und Prostatakrebs mit Kumarinen behandelt und es fand sich eine deutlich verbesserte Überlebensrate bei einem leichten Anstieg der Blutungskomplikationen. Bei 500 Patienten mit Lungenkrebs konnte sogar eine fast doppelt so hohe Überlebensrate unter zusätzlicher Kumarintherapie gefunden werden, als es sonst erwartet worden wäre.

Insgesamt scheint die gerinnungshemmende Therapie bei Patienten mit bösartigen Geschwülsten einen positiven Einfluß auf die Überlebensrate zu haben, selbstverständlich bei einem erhöhten Blutungsrisiko in dieser Patientengruppe.

Azetylsalizylsäure (Aspirin®)

Azetylsalizylsäure mit dem Handelsnamen *Aspirin* ist das bekannteste Schmerzmittel der Welt.

Es wird hier nicht wegen seiner entzündungshemmenden und schmerzstillenden Wirkung aufgeführt, sondern weil es in diesem Zusammenhang eine weitaus wichtigere Eigenschaft besitzt.

Aspirin führt im Organismus zu einer Hemmung der Klebrigkeit der Blutplättchen. Unter Aspirin wird die Fähigkeit der Blutplättchen sich an Rauhigkeiten der Gefäßwand anzulagern herabgesetzt. Im weiteren Sinne gehört es deshalb auch zu den in die Gerinnung eingreifenden Substanzen. Da es aber einen ganz anderen Angriffspunkt im Gerinnungssystem besitzt als die zuvor beschriebenen Substanzen, ist es nicht zwangsläufig ein Ersatzmedikament für Heparin oder Kumarin.

So hat es aufgrund seiner Wirkung einen wichtigen Einsatzbereich gefunden. Immer dann, wenn im Gefäßsystem Rauhigkeiten (z. B. arteriosklerotische Ablagerungen im arteriellen System, Veränderungen an den Herzkranzgefäßen oder Verengungen an den Beingefäßen) bestehen, spielen die Blutplättchen eine entscheidende Rolle.

Sie können nicht unterscheiden, ob die Rauhigkeiten durch eine Verletzung des Gefäßes oder durch arteriosklerotische Ablagerungen hervorgerufen wurden, im ersten Fall wäre eine Anlagerung der Blutplättchen zur Abdichtung des Gefäßes ein physiologischer und sinnvoller Vorgang, im zweiten Fall kann es bei vorbestehender Gefäßverengung zu einem endgültigen Gefäßverschluß durch einen Blutplättchenpfropf führen.

Man weiß aus vielen Untersuchungen bei am Herzinfarkt verstorbenen Patienten, daß bei bestehenden Gefäßverengungen einer Herzkranzarterie häufig ein Blutgerinnsel, vorwiegend aus Blutplättchen mit vollständigem Verschluß des Gefäßes, der Auslöser für den manifesten Herzinfarkt darstellt.

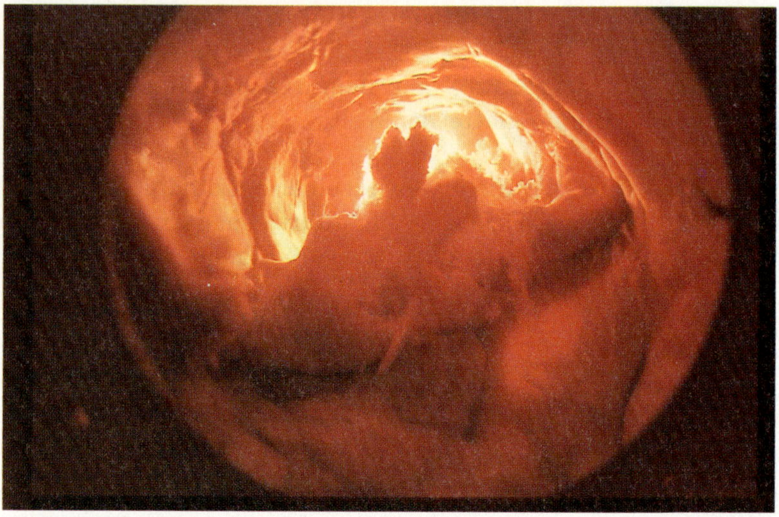

Abb. 26 Hauptschlagader eines Erwachsenen mit schwerer Arterienverkalkung. An der Innenwand haften mehrere Blutgerinnsel an. Werden sie durch den Blutstrom mitgerissen, können sie kleinere Adern verstopfen

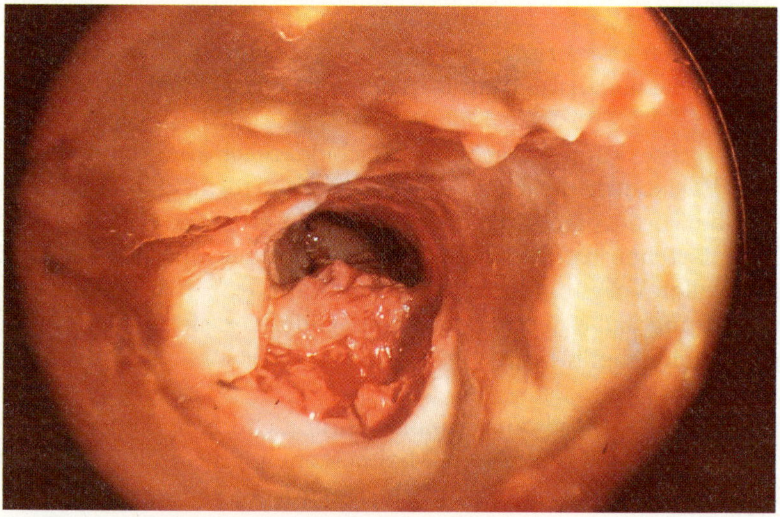

Abb. 27 Blutgerinnsel in einer Herzkranzarterie. Das Gefäßlumen ist hochgradig eingeengt. Es fehlt nur noch eine minimale Auflagerung eines weiteren Gerinnsels und das Gefäß ist völlig verschlossen

Die Indikation zur Therapie mit Aspirin ist heute eindeutig gesichert bei Patienten mit arteriosklerotischen Veränderungen der großen hirnversorgenden Gefäße, der Herzkranzgefäße und der Beingefäße, um einen endgültigen Gefäßverschluß an verengten Arterien zu verhindern. Auch nach Bypassoperation am Herzen und in den großen Beingefäßen stellt Aspirin eine allgemein anerkannte Therapieform dar.

Risiken bei der Einnahme von Aspirin

Aspirin kann bei der Einnahme Magenunverträglichkeiten bis zur Magenschleimhautentzündung und Magen- und Zwölffingerdarmgeschwüre verursachen. Häufig treten diese Beschwerden dann auf, wenn Aspirin nüchtern eingenommen wird, deshalb sollte die Einnahme zu den Mahlzeiten erfolgen. Bei Patienten mit Magen-Darm-Erkrankungen in der Vorgeschichte muß der Nutzen und das Risiko vom Arzt genau abgewogen werden.

Sprechen Sie mit Ihrem Arzt auch immer über die einzunehmende Aspirin-Mindestdosis. Je höher die Aspirindosis, desto höher ist die Gefahr, eine Magenschleimhautentzündung oder ein Magen- oder Zwölffingerdarmgeschwür zu bekommen. Viele Gefäßkrankheiten können heute mit Aspirin-Minidosen (z. B. 100 mg Aspirin pro Tag) behandelt werden.

Bei Patienten mit **Asthma bronchiale** kann Aspirin einen Asthmaanfall auslösen und muß dann abgesetzt werden.

In seltenen Fällen kann eine Verminderung der Blutplättchenzahl im Blut auftreten, klinisch geht dies häufig mit kleinen flohstichartigen Hautblutungen einher.

Weitere Substanzen, die die Plättchenfunktion hemmen

Bei Überempfindlichkeitssymptomen oder bleibenden Magenbeschwerden kann auf eines der folgenden Medikamente zurückgegriffen werden.

Häufig werden diese Medikamente besser vertragen.

chemischer Substanzname	Handelsname
Ticlopidin	Tiklyd®
Sulfinpyrazon	Anturano®
Dipyridamol	Persantin®

Plättchenfunktionshemmer vor einer Operation absetzen!

Vor einer geplanten Operation sollten Aspirin und oben genannte Medikamente mindestens 10–14 Tage vorher abgesetzt werden. Immer wieder berichten Chirurgen, vor allem bei herz- und gefäßchirurgischen Eingriffen (denn diese Patienten werden vorher meist mit plättchenfunktionshemmenden Medikamenten behandelt), über erhöhte Blutungsneigung im Operationsgebiet.

Dies kann durch rechtzeitiges Absetzen von Aspirin oder o.g. Medikamente vermieden werden. Unter Umständen muß dann beim Absetzen von Aspirin bis zum Operationstermin mit Heparinspritzen behandelt werden.

Risiken bei der Gabe von Gerinnungshemmern

Wie schon mehrfach erwähnt, kann es unter der Therapie mit gerinnungshemmenden Medikamenten zu Blutungen kommen. Diese Blutungen können spontan ohne erkennbare Ursache oder nach Bagatellverletzungen auftreten. Häufig erkennt man dann in der Klinik oder beim Arzt, daß der Quickwert niedriger ist als der therapeutisch angestrebte Wert.

Welche Blutungen können ohne sichtbare Verletzungen auftreten?

- Blutungen aus dem Magen-Darm-Trakt (Teerstuhl, Kaffeesatzerbrechen)
- Blutungen aus den Nieren und ableitenden Harnwegen (Rotverfärbung des Urins)
- Gelenkblutungen
- Muskelblutungen bei Bagatellverletzungen
- Gehirnblutungen mit den Symptomen eines Schlaganfalles
- lange anhaltendes Nasenbluten oder Zahnfleischbluten

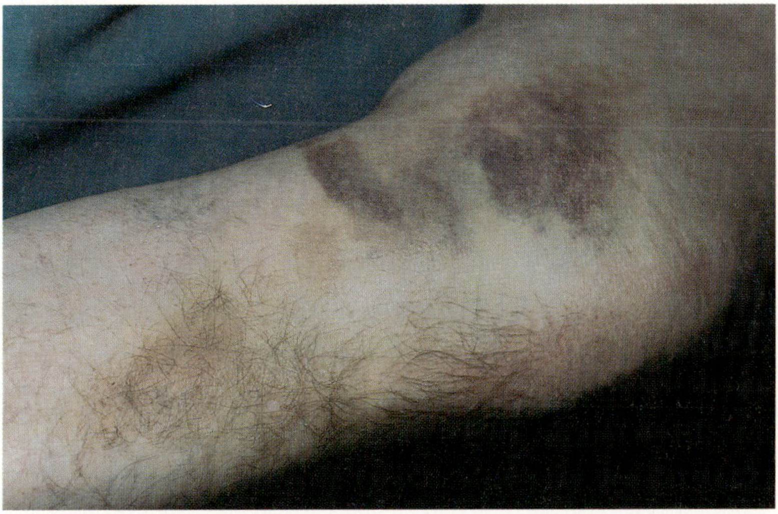

Abb. 28 Blutung in den Ober- und Unterschenkel nach einer Bagatellverletzung am Oberschenkel beim Tanzen

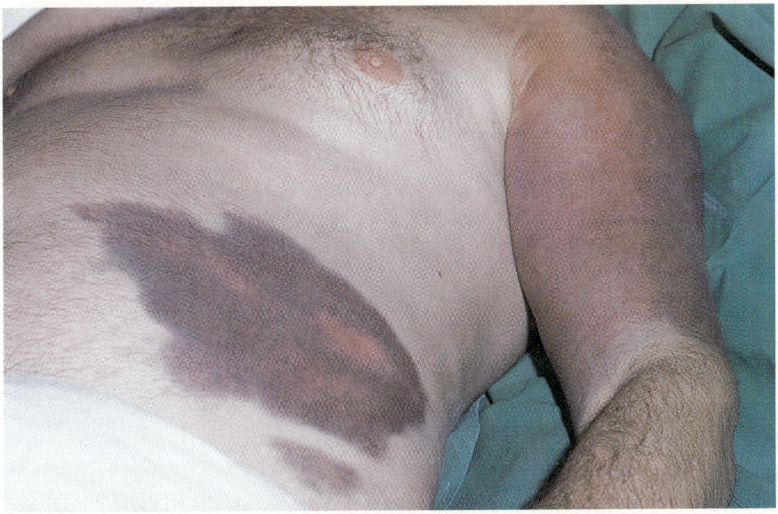

Abb. 29 Bauchhautblutung bei einem Patienten unter Marcumartherapie (ohne vorausgegangene Injektion in diesem Bereich)

Allgemeine Hinweise zur Anwendung von Gerinnungshemmern

Der Marcumarausweis

Dieser Patient steht unter ambulanter

Antikoagulantienbehandlung mit Marcumar ®

....

Anschrift des betreuenden Arztes/Klinik

....

Vorwahl/Telefon

Adresse des Patienten

....

Name Vorname

....

Wohnung

....	....
Diagnose	Geb. Datum

1. Bei Zwischenfällen, wenn möglich sofort, Thrombosearzt unter oben angegebener Telefonnummer anrufen.

2. Wenn notwendig bzw. möglich, müssen bei bedrohlichen Zwischenfällen Maßnahmen zur Normalisierung der Hämostase (z.B. Prothrombinkonzentrate) und zur Volumensubstitution (keine Dextrane!) durchgeführt werden.

3. Bei lebensbedrohlichen Blutungen (z.B. nach Unfällen) besteht die Möglichkeit, je nach Entscheidung des behandelnden Arztes, mit langsamer intravenöser Injektion von 10-20 mg Konakion® (Vitamin K_1) die Normalisierung der Blutgerinnung einzuleiten.

4. Intramuskuläre Injektionen sind bei Patienten unter Antikoagulantientherapie zu vermeiden. Intravenöse und subkutane Injektionen können vorgenommen werden.

Abb. 30

Der Marcumarausweis, den Sie immer bei sich tragen sollten, muß folgende Informationen enthalten:

1) Ihren Namen und Ihre Adresse
2) Die Diagnose, weshalb eine gerinnungshemmende Therapie durchgeführt wird
3) Die Anschrift und Telefonnummer des betreuenden Arztes, um bei evtl. Notfällen Rücksprache halten zu können
4) Medikamente, die Sie zusätzlich einnehmen
5) Die Methode, mit der die Gerinnungsanalysen durchgeführt werden und die angestrebten Gerinnungswerte
6) Die tägliche Dosierung und die Ergebnisse der Gerinnungsanalysen (Quick- oder Thrombotest)

Der Arzt legt die Dosis fest!

Die Eintragung der individuellen Tagesdosis wird vom behandelnden Arzt in die Spalte mit den jeweiligen Wochentagen eingetragen, denn je nach gemessenem Gerinnungswert kann das von Tag zu Tag unterschiedlich sein, sogar mit Einnahmepausen an bestimmten Tagen. Meist wird zum Beginn der Marcumareinstellung die Dosis für 3–5 Tage im voraus festgelegt, dann eine Gerinnungsbestimmung durchgeführt und dem Ergebnis entsprechend erneut die Dosis für eine Woche im voraus eingetragen. Bei Patienten, deren Quickwert unter einer bestimmten Medikation keinen großen Schwankungen ausgesetzt ist, kann die Einnahmedosis für 2–3 Wochen im voraus festgelegt werden. Um nach einer Gerinnungskontrolle, die meist am Vormittag vorgenommen wird, noch am gleichen Tag eine Korrektur vornehmen zu können, ist es ratsam, die Marcumardosis am Abend einzunehmen.

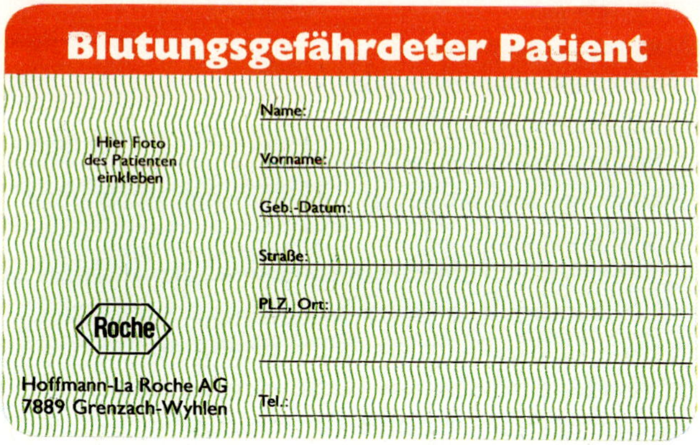

Abb. 31

Überhaupt empfehlen wir Ihnen, daß Sie die Marcumar- bzw. die Kumarintablette immer zum gleichen Zeitpunkt einnehmen.

Wichtig ist, daß Sie allen Ärzten, in deren Behandlung Sie sich begeben, (auch Zahnärzten!) den Marcumarausweis vorlegen. Hilfreich sind auch kleine Ausweiskarten im Kreditkartenformat, die z. B. bei der Fa. Hoffmann-La Roche bezogen werden können (siehe Abb. 31).

— *Vitamin K (Konakion®) hebt die gerinnungshemmende Wirkung der Kumarine auf!*

Mit Ihrem Marcumarausweis werden Sie eine Ampulle Konakion MM® als Notfallampulle bekommen. Dies ist eine Lösung des Vitamin K, die zur intravenösen Injektion (in eine Vene) bestimmt ist, kann aber auch bei schweren Notfällen und der Unmöglichkeit, in eine Vene zu injizieren, getrunken werden.

Bei extremen mechanischen oder thermischen Belastungen (Hitze, Kälte) kann sich die Lösung nach einiger Zeit entmischen und milchig eintrüben. Derartige Ampullen müssen dann vernichtet und ersetzt werden.

Wenn es zu Blutungskomplikationen kommt, ist der beste Weg, den nächsten Arzt aufzusuchen, der dann über die Gabe von Konakion entscheiden soll. Durch die Fehleinschätzung der eigenen angstgeprägten Situation können durch die Gabe von Konakion schwere Komplikationen heraufbeschwört werden, die sich im Nachhinein als unnötig herausstellen. Außerdem ist eine Wirkung des Konakions erst nach mehreren Stunden zu erwarten, so daß bei wirklich lebensbedrohlichen Blutungen andere Möglichkeiten zur Normalisierung der Gerinnung herangezogen werden, z. B. die Gabe von Gerinnungsfaktoren oder Blutplasmakonserven.

Wann dürfen Gerinnungshemmer nicht gegeben werden?

Immer dann, wenn mögliche Blutungsquellen im Körper vorliegen, sollten keine Gerinnungshemmer verabreicht werden. Solche möglichen Blutungsquellen können chronische Entzündungen im Magen-Darm-Bereich, der Niere, der ableitenden Harnwege, Nierensteine, blutende Hämorrhoidalknoten.

Da alle Gerinnungsfaktoren in der Leber gebildet werden, kann es bei chronischen Lebererkrankungen, wie beim Alkoholismus und nach Leberentzündungen, zu einer verminderten Bildung der Gerinnungsfaktoren und damit zu Gerinnungsstörungen kommen, deshalb sollten auch in diesem Fall keine gerinnungshemmenden Medikamente gegeben werden.

Bei Patienten mit erhöhtem Blutdruck, vor allem in fortgeschrittenem Alter, können die Hirngefäße brüchig und rigide sein, so daß die Gefahr, bei schnell ansteigendem Blutdruck, einer Gehirnblutung besteht. Nach größeren Verletzungen oder Operationen darf erst wieder mit der gerinnungshemmenden Langzeittherapie begonnen werden, wenn keine akute Blutungsgefahr mehr besteht. Wie schon erwähnt, sollten Kumarine während der Schwangerschaft und Stillzeit wegen der Gefahr von Mißbildungen und kindlichen Blutungen nicht genommen werden.

Frauen unter Antikoagulanzien:
Nicht ohne Kontrazeptiva

Wenn Frauen im gebärfähigen Alter unter Antikoagulanzien stehen, sollten sie auch orale Kontrazeptiva (»Pille«) erhalten, selbst wenn sie bereits sterilisiert sind. Dies ist das Fazit eines kürzlich veröffentlichten Berichtes in der renommierten englischen medizinischen Zeitschrift »The Lancet«. Wiederholt würden nämlich während des allmonatlichen Eisprungs (Ovulation) lebensbedrohliche Blutungen im Bereich des Gelbkörpers (Corpus luteum) beobachtet. Kommt es zu einer Blutung im Bereich des Eierstockes, so muß in vielen Fällen dieser operativ entfernt werden. Wegen des Blutungsrisikos während des Eisprungs empfiehlt sich deshalb die konsequente Gabe der Pille.

Welchen Einfluß hat die Nahrung?

Bei der Therapie mit Heparin hat die Nahrung keinen Einfluß auf die gerinnungshemmende Wirkung. Bei der Therapie mit Kumarinen kann durch ein zu hohes Angebot an Vitamin-K-haltigen Lebensmitteln die gerinnungshemmende Wirkung abgeschwächt oder sogar aufgehoben werden.

Deshalb sollten Patienten, die einer Therapie mit Kumarinen bedürfen, solche Lebensmittel meiden bzw. nur in geringen Mengen zu sich nehmen.

Vitamin-K-Gehalt von verschiedenen Lebensmitteln:

hoher Vitamin-K-Gehalt:	alle Kohlarten, u. a. Blumenkohl, Bohnen, Spinat, Sauerkraut, Schweinefleisch, fettes Rindfleisch Alle Innereien, Leber und Niere vom Schwein und Rind
mittlerer Vitamin-K-Gehalt:	Kartoffeln Weizenvollkornprodukte, Weizenkeime und Weizenkeimöl, Erdbeeren, Erbsen, Eigelb
niedriger Vitamin-K-Gehalt:	Karotten, Milch, Pilze

Einfluß anderer Medikamente

Es gibt eine Reihe von Medikamenten, die eine Wirkungsverstärkung oder eine Wirkungsabschwächung des Kumarineffekts verursachen, hier einige Beispiele:

Wirkungsverstärkung	Wirkungsabschwächung
Entzündungshemmende Med. Indomethazin (Amuno®) Azetylsalicylsäure (Aspirin®) Oxyphenbutazon (Phlogont®) Phenylbutazon (Butazolidin®)	*Schlafmittel* Phenobarbital (Luminal®)
Cholesterinsenkende Med. Bezafibrat (Cedur®)	*Cholesterinsenkende Med.* Colestyramin (Quantalan®)
Antibiotika Trim./Sulfam. (Bactrim®) Chloramphenicol (Chloramsaar®) Tetrazykline (Supramycin®) Erythromycin (Erycinum®, Erythrocin®)	*Antibiotika* Rifampicin (Rifoldin®)
Antidiabetika Tolbutamid (Rastinon®)	*Antidiabetika* Methformin (Glucophage®)
Harnsäuremedikamente Allopurinol (Zyloric®, Folligan®, Urosin®)	
Med. gegen Herzrhythmusstörungen Amiodaron (Cordarex®) Chinidin (Chinidin®, Cordichin®)	*Antiepileptika* Carbamazepin (Tegretal®)
Schilddrüsenhormone	*Cortisonpräparate*
Antibabypille	
Magenschützende Med. Cimetidin (Tagamet®)	

Nicht bei allen entzündungshemmenden Medikamenten ist bislang eine Wechselwirkung mit gerinnungshemmenden Medikamenten nachgewiesen, so z. B. für

- Ibuprofen (Tabalon®, Anco®, Dolgit®, Imbun®, ibu-Attritin®, Ibuprofen Klinge®)
- Diclofenac (Voltaren®, dolobasan®, duravolten®, Allvoran®, Lexobene®, Myogit®, Diclo-Puren®)

so daß dies bei der Notwendigkeit, mehrere Medikamente einnehmen zu müssen, berücksichtigt werden sollte.

Vorsicht!
Bei Patienten mit Zuckerkrankheit (Diabetes mellitus), die mit Tabletten eingestellt sind, kann Marcumar eine Unterzuckerung (Hypoglykämie) hervorrufen. Solche Zuckermedikamente beinhalten Glibenclamid (Euglucon®, Azuglucon®, dia-basan®, duraglucon®, Gliben-Puren®, Glimidstada®, Gluconorm®, Glucorduct®).

Was tun bei Operationen oder Zahnbehandlungen?

In diesen Fällen kann auf das gut steuerbare Heparin umgestellt werden. Im ambulanten Bereich wird dies mit subkutanen Heparininjektionen durch den Patienten selbst durchgeführt, im Krankenhaus kann auch eine kontinuierliche Heparininfusion erfolgen. Es setzt sich jedoch immer mehr durch, daß auch Zahnextraktionen bei einem Quickwert zwischen 20 und 30% durchgeführt werden. Eine Blutstillung an der Wunde kann dann mit bestimmten Lösungen oder Tupfern erfolgen. Bei mehreren Zahnentfernungen empfiehlt sich jedoch eine stationäre Einweisung, um bei Nachblutungen ohne Zeitversäumnis die entsprechenden Maßnahmen zu ergreifen.

Bei **Operationen** oder **Zahnbehandlungen** ist bei Weiterführung der Gerinnungshemmung mit Heparin die Gerinnbarkeit des Blutes herabgesetzt, so daß mit einer längeren Blutungszeit von Wunden und auch häufiger mit Wundheilungsstörungen gerechnet werden muß. Bei bedrohlichen Blutungen kann, im Vergleich zu Kumarinen, durch eine intravenöse Gabe von Protamin, einer Substanz, die eine sofortige Inaktivierung des Heparins verursacht, die Gerinnbarkeit des Blutes normalisiert werden.

Was tun, wenn eine Schwangerschaft eintritt?

Bei Schwangerschaften können die Kumarine, wie schon erwähnt, den kindlichen Organismus über das Blut der Mutter erreichen und zu Entwicklungsschäden und Blutungen des Kindes führen. Deshalb sollte während einer Marcumartherapie eine Schwangerschaftsverhütung betrieben werden. Bei Vorliegen einer Schwangerschaft soll unverzüglich auf Heparin umgestellt werden, um kindliche Schäden zu vermeiden.

Was tun bei Blutungen?

Beobachten Sie sich selbst und beachten Sie folgende Warnzeichen:

- **Ist der Urin plötzlich rötlich gefärbt?**
- **Ist der Stuhlgang plötzlich teerschwarz, sind frische Blutauflagerungen zu beobachten?**
- **Ist Erbrochenes schwarz wie Kaffeesatz?**
- **Bilden sich bei kleinen Verletzungen schon große Blutergüsse aus?**
- **Schwellen die Gelenke, vor allem große Gelenke wie das Kniegelenk, schmerzhaft an?**
- **Treten plötzlich heftigste Kopfschmerzen auf?**

Wenn Sie eines der oben genannten Symptome entdecken, so sollten Sie unverzüglich Ihren Arzt aufsuchen, da dies Hinweise auf Blutungen der Niere, des Magen-Darm-Traktes, Muskel- und Gelenkblutungen oder Gehirnblutungen sein können. Es müssen sofort die entsprechenden Gerinnungsanalysen durchgeführt werden, um eine Überdosierung der Kumarine auszuschließen und eine entsprechende Überwachung und Therapie einzuleiten.

Auch bei unstillbarem Nasenbluten oder unstillbar blutenden Verletzungen sollten Sie sofort den Arzt oder eine Klinik aufsuchen. Ansonsten behandeln Sie blutende Verletzungen mit einem Pflaster, sterilen Kompressen und gegebenenfalls mit einem festen Verband. Auch Kälteanwendungen haben sich bewährt.

Erst ein Arzt sollte entscheiden, ob ein Vitamin-K-Präparat (Konakion MM®) verabreicht werden soll oder nicht. Eine Teilwirkung des Konakions tritt frühestens nach 6 bis 12 Stunden ein, die volle Wirkung erst nach 36 bis 48 Stunden.

Bei akuten Blutungen bleibt deshalb nur die Gabe von gereinigten Gerinnungsfaktoren oder die Gabe von Spenderfrischplasma zur Wiederherstellung der Blutgerinnungsfähigkeit.

Vorkehrungen bei Urlaubsreisen

Sie sollten wissen, daß andere Klima- und Ernährungsverhältnisse die Blutgerinnung beeinflussen können. Vor Reisen in extreme Klimazonen sollten Sie vorher Ihren Arzt befragen.

Der zweite wichtige Aspekt sind die weiter durchzuführenden Gerinnungskontrollen; diese sollten in Ihrem Urlaubsland möglich sein, vor allem, wenn Sie sich dort längere Zeit aufhalten wollen. Bei Reisen in europäische Länder ergeben sich selten größere Schwierigkeiten.

Wichtig ist natürlich die ständige Mitführung Ihres Marcumarausweises.

Zu empfehlen ist hier bei Reisen in medizinisch unterentwickelte Länder die Mitführung einer Ampulle Konakion MM®, die Sie dann bei Blutungskomplikationen dem dort behandelnden Arzt aushändigen können. Dies gilt wohlgemerkt nur für Reisen in Länder mit einer schlechten medizinischen Versorgung.

Dauer der Behandlung mit Gerinnungshemmer

Kumarinpräparate

Indikation (Anzeige)	Behandlungsdauer
Angeborene Blutgerinnungsstörung (z. B. Mangel von Protein C, -S und AT III)	Dauerbehandlung
Akute tiefe Beinvenenthrombose	4–6 Monate
Wiederholte tiefe Beinvenenthrombose	Dauerbehandlung
Lungenembolie	1–2 Jahre
Wiederholte Lungenembolien	Dauerbehandlung
Nach Thrombolyse	1–3 Monate
Akute und chronische arterielle Verschlüsse mit Begleitkrankheiten oder nach Embolie	Dauerbehandlung
Mitralklappenfehler	Dauerbehandlung
Absolute Arrhythmie bei Vorhofflimmern (bei zugrundeliegender Herzkrankheit und vergrößertem linken Herzvorhof)	Dauerbehandlung
Herzklappen: künstliche-	Dauerbehandlung
biologische-	postoperativ in den ersten Monaten

Eine Langzeitbehandlung bei Bioprothesen wird erforderlich, wenn sich im linken Herzvorhof Gerinnsel befinden, wenn dieser stark vergrößert ist, bei Vorhofflimmern, und wenn es postoperativ bereits zu Embolien gekommen ist.

Heparin

Indikation (Anzeige)	Behandlungsdauer
Sofortbehandlung thromboembolischer Komplikationen	3–6 Tage
Nach Thrombolyse als Überbrückung bis zur Wirksamkeit der Kumarinpräparate	2–5 Tage
Nach PTA und PTCA	2–3 Tage, längere Therapie kann individuell festgelegt werden
Herzoperationen mit Herz-Lungen-Maschine	Dauer der Operation
Hämodialyse (Blutwäsche)	Dauer der Dialyse
Herzinfarkt	8–14 Tage, abhängig vom klinischen Verlauf

Krankheiten und ihre Bedeutung für die Gerinnungshemmung

Das Herz

Herzrhythmusstörungen

Embolie-Prophylaxe bei Vorhofflimmern

Normalerweise wird das Zusammenziehen (Kontraktion) des Herzmuskels (Kontraktionsphase = Systole) durch eine elektrische Erregung im sog. Sinusknoten ausgelöst. Der Sinusknoten ist der eigentliche »Schrittmacher des Herzens«. Dieser Knoten, der für die Herzerregung so wichtig ist, liegt in der Herzmuskulatur des rechten Herzvorhofes (siehe Abb. 32).

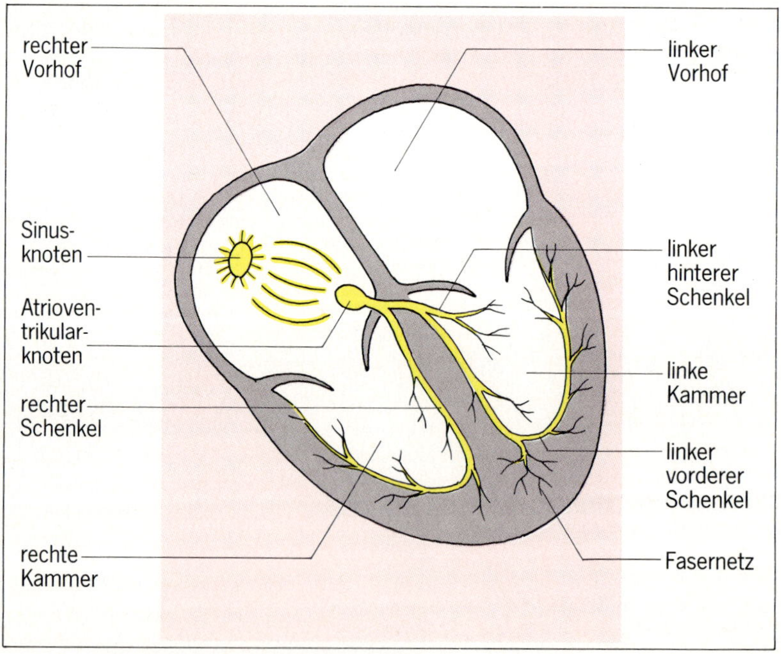

Abb. 32 Schema des spezifischen Reizleitungssystems des Herzens

Vom Sinusknoten aus breitet sich die elektrische Erregung in beiden Herzvorhöfen aus. Dies ist das Startzeichen für die gleichzeitige Kontraktion beider Vorhöfe. Unter normalen Bedingungen wird dann die Erregung von den Vorhöfen weitergeleitet über eine schmale Muskelbrücke in der Herzmitte, dem Vorhof-Kammer-Knoten. Über ihn werden die beiden Herzkammern elektrisch erregt und die Folge ist die koordinierte Kontraktion der beiden Kammern. Nur so ist ein geordneter Pumpvorgang des Herzens möglich.

Wie entsteht Vorhofflimmern?

Wenn die Herzvorhöfe unkoordiniert elektrisch erregt werden, kommt es nicht zu einer gleichzeitigen Kontraktion der Herzvorhöfe. Die Muskelwände der Vorhöfe zittern und die elektrische Reizleitung von den Vorhöfen auf die Kammern ist unregelmäßig. Dies ist sehr ungünstig für die Arbeit des Herzens, weil ein geordnetes gleichzeitiges Zusammenziehen der Vorhöfe wichtig ist für die vollständige Füllung der beiden Herzkammern mit Blut.

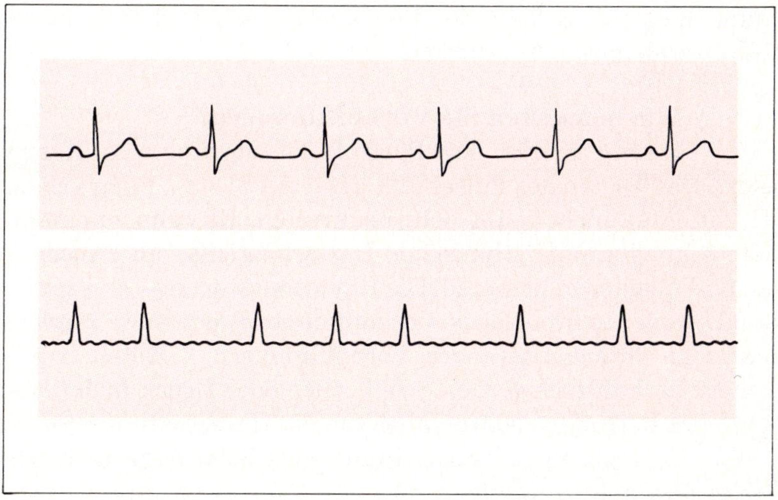

Abb. 33 Normaler Herzrhythmus (oben) und Absolute Arrhythmie bei Vorhofflimmern (unten)

Es kommt also zu einer unregelmäßigen Schlagfolge der Vorhöfe und der Herzkammern, und wir sprechen von einer absoluten Arrhythmie (siehe Abb. 33).

Anfallsweise Anfälle von Vorhofflimmern (sog. »intermittierendes Vorhofflimmern«) können bei jugendlichen Herzgesunden vorkommen. In den meisten Fällen liegen beim Vorhofflimmern organische Herzerkrankungen zugrunde. Folgende Erkrankungen sind häufig:

- Fehler der Mitralklappe (entweder Verengung = »Mitralstenose« oder Schlußunfähigkeit der Mitralklappe = »Mitralinsuffizienz«)
- Rheumatische Entzündung des Herzmuskels (Myokarditis)
- Herzscheidewanddefekte (sog. »Ventrikelseptumdefekt«)
- Durchblutungsstörungen des Herzens (koronare Herzkrankheit)
- Starke Erweiterung des Herzens mit Herzleistungsschwäche (»Kardiomyopathie«)
- Schilddrüsenüberfunktion (Hyperthyreose)

Vorhofflimmern ist die häufigste Herzrhythmusstörung überhaupt. Es tritt bei 0,4% der Bevölkerung auf und bei Menschen über 65 Jahren sogar in drei Prozent.

Wie bemerken Sie Vorhofflimmern?

Häufig merkt der Patient die Störung des Herzrhythmus selbst. Das Tasten des Pulses läßt keinerlei System mehr erkennen, was die Patienten nicht selten sehr beunruhigt. Es kann zu einem Wechsel einer schnellen unrhythmischen Herzschlagfolge mit Pausen und langsamen Pulsphasen kommen. Die Rhythmusstörung kann zum Dauerzustand werden (chronisches Vorhofflimmern) oder nur zeitweise bestehen (sog. »intermittierendes Vorhofflimmern«). Selten treten uncharakteristische Beschwerden, wie Pochen oder Druck in der Herzgegend auf. Viele Betroffene spüren aber von der Herzrhythmusstörung nichts, und die Störung des Herzrhythmus wird beim Arzt nach einer EKG-Registrierung festgestellt.

Warum kommt es zu Embolien?

Die gefürchtetste Komplikation des Vorhofflimmerns ist die Embolie von Blutgerinnsel aus dem Herzen in die Gehirngefäße, die Becken-Bein-Gefäße oder in die Nierenarterien. Rund ein Drittel aller Patienten mit Vorhofflimmern entwickeln ohne gerinnungshemmende Prophylaxe thromboembolische Komplikationen. So haben beispielsweise Patienten mit einem rheumatischen Herzklappenfehler bei Vorliegen eines Vorhofflimmerns ein fünfzehnfach höheres Risiko, Embolien in die Hirngefäße zu bekommen. Aus Sektionsstatistiken ist bekannt, daß 18% aller Patienten mit Vorhofflimmern Embolien bekommen. Es besteht also latent immer die Gefahr, daß sich gerade bei Mitralklappenfehlern Blutgerinnsel im linken Herzvorhof bilden. Aus diesem Grund müssen diese Patienten unbedingt gerinnungshemmend behandelt werden, denn gut die Hälfte aller Embolien bei Vorhofflimmern verläuft unmittelbar tödlich oder führt zur Invalidisierung.

Wie kann Vorhofflimmern beseitigt werden?

Die Beseitigung des Vorhofflimmerns und die Normalisierung der Schlagfolge (»Rhythmisierung« oder »Regularisierung«) der Herzkammern ist das wichtigste Behandlungsziel. Dies gelingt entweder mit Medikamenten oder mit **Elektroschock** des Herzens (»Kardioversion«). Die Elektroschockbehandlung wird meist stationär durchgeführt, ist aber auch durchaus ambulant möglich.

Bei der Elektroschockbehandlung werden durch einen einzigen Hochspannungsstromstoß die zahlreichen nicht koordinierten elektrischen Reizbildungszentren in den Vorhöfen gelöscht. Somit kann der eigentliche Schrittmacher des Herzens, der Sinusknoten, die Erregungsbildung neu übernehmen. Bei über 90% der Patienten mit Vorhofflimmern und Vorhofflattern ist die Elektroschockbehandlung erfolgreich. Oft bleibt der Herzrhythmus nach einer erfolgreichen Elektrokonversion jahrelang stabil.

Es ist sehr wichtig, daß sowohl vor der Rhythmisierung des Herzens mit Medikamenten und mit Elektroschock eine *Gerinnungshemmung* durchgeführt wird. So muß beispielsweise bereits zwei

Wochen vor einer Elektroschockbehandlung eine gerinnungshemmende Behandlung eingeleitet werden. Auch im Anschluß ist eine weitere Behandlung für vier Wochen erforderlich. Mit dieser Maßnahme können Embolien aus dem Herzen wirkungsvoll verhindert werden. Die gerinnungshemmende Behandlung ist insbesondere bei Patienten wichtig, bei denen bereits zuvor Embolien aufgetreten sind. Viele Herzkranke, bei denen eine Elektroschockbehandlung durchgeführt werden muß, stehen wegen der Grundkrankheit bereits vorher unter einer Behandlung mit Marcumar bzw. oralen Antikoagulanzien. Oft sind es Patienten mit künstlichen Herzklappen, mit Herzklappenfehlern und Herzinfarktpatienten. Falls bei Ihnen eine Elektroschock-Behandlung vorgesehen ist, wird Ihr Arzt neben der gerinnungshemmenden Behandlung auch möglicherweise das evtl. eingenommene Digitalispräparat absetzen und/oder zusätzlich zuvor Chinidin verordnen. Es handelt sich dabei um ein Medikament, das den Herzrhythmus stabilisiert. Auch bestimmte Kalziumantagonisten wie Isoptin® und Dilzem® kommen medikamentös häufig zum Einsatz.

Vorhofflimmern: Azetylsalizylsäure und Marcumar haben sich bewährt

Obwohl seit längerem bekannt war, daß Vorhofflimmern ein wichtiger Risikofaktor für den Schlaganfall ist, blieb die Frage lange Zeit offen, welche Medikamente bei Vorhofflimmern das Thromboembolierisiko zu senken vermögen. Wahrscheinlich war dies auch der Grund, daß viele Ärzte in dieser Situation oft auf eine gerinnungshemmende Behandlung völlig verzichtet haben. Einer kürzlich in dem »New England Journal of Medicine« veröffentlichten Untersuchung zufolge beugt eine sogar niedrig dosierte orale Antikoagulanzientherapie mit einem Kumarinpräparat drastisch dem Schlaganfall vor.

420 Patienten mit Vorhofflimmern ohne Herzklappenfehler nahmen an der Studie teil: Die Kontrollgruppe (208 Patienten) erhielt kein Kumarinpräparat, durfte aber Azetylsalizylsäure (ASS) einnehmen. In der Behandlungsperiode von 2,3 Jahren kam es in der mit Kumarin behandelten Gruppe nur zu zwei Schlaganfällen, in der Kontrollgruppe jedoch zu 13. Dies entspricht einer Risikoreduktion von 86%. Darüber hinaus waren in der mit Kumarin behandelten Patientengruppe deutlich weniger (11 gegenüber 26) Patienten verstorben.

Größere Blutungen, die zu Krankenhauseinweisung oder gar zum Tod führten, waren in beiden behandelten Gruppen gleich häufig.

Wer soll Aspirin, und wer soll Kumarinpräparate bekommen? Dies hängt nach der Meinung der Autoren der oben genannten Untersuchung von der Beschaffenheit der Emboliequelle ab. Patienten nach Herzinfarkt und mit Herzleistungsschwäche sind durch eine Verlangsamung des Blutflusses (»Stase«) durch Thrombenbildung gefährdet. Sie profitieren eher durch die Behandlung mit Kumarinpräparaten. Wenn die Herzklappe (in diesem Fall die Mitralklappe) und die Gefäße stark arteriosklerotisch verändert sind und die Gefahr von plättchenreichen Gerinnseln besteht, scheint Azetylsalicylsäure vorteilhaft zu sein.

Alter über 75 Jahre: Azetylsalizylsäure günstiger!

Bei Patienten, die über 75 Jahre alt sind, liegt die Häufigkeit von Gehirnblutungen unter einer Kumarinbehandlung dreifach über der der 65jährigen und mit 4,3% in einem nicht akzeptablen Bereich. Das große Problem ist allerdings, daß die über 75jährigen Patienten tückischerweise von der risikoärmeren ASS-Gabe, was den Schlaganfall angeht, kaum profitieren.

Gerinnungshemmung nach Herzklappenersatz

Etwa 250 000 Menschen in Deutschland haben einen *Herzklappenfehler* (Vitium). Jährlich werden bei 4000–6000 Patienten Herzklappenoperationen durchgeführt. Herzklappenfehler können angeboren oder erworben sein.

Lange Zeit kann ein Herzklappenfehler symptomfrei verlaufen. Die meisten Herzklappenfehler führen aber langfristig zu einer Überlastung des Herzmuskels. Oft kann nur die Einpflanzung einer künstlichen Herzklappe das Leben des Patienten erhalten.

Wie entstehen Herzklappenfehler?

Die häufigste Ursache erworbener Herzklappenfehler ist eine *Entzündung der Herzinnenhaut* (Endokarditis) mit einer Entzündung der Herzklappen. Aus der Entstehungsgeschichte unterscheiden wir zwei große Gruppen:

1. die rheumatische Endokarditis
2. die bakterielle Endokarditis

Bei der *rheumatischen Endokarditis* geht in der Regel eine Allgemeininfektion (z. B. eine eitrige Mandelentzündung (Tonsillitis) mit speziellen bakteriellen Erregern (betahämolysierende Streptokokken der Gruppe A) voraus. Durch einen entzündlichen Mitbefall der Herzklappen kommt es zu Verdickungen und Verklebungen und später zu Schrumpfungen des Klappenapparates.

Folgende Krankheitszeichen sind für die rheumatische Endokarditis typisch:

- hohes Fieber
- Gelenkschmerzen und Gelenkschwellungen
- Herzrhythmusstörungen
- neu auftretende Herzgeräusche

Erfreulicherweise ist das rheumatische Fieber in Mitteleuropa seit dem Krieg aufgrund der verbesserten Hygiene und der frühzeitigen Antibiotikatherapie von Streptokokkeninfekten sowie der ausgewogenen Ernährung eine absolute Seltenheit geworden.

Bei der *bakteriellen Endokarditis* kommt es zu einer Herzinnenwand- und Herzklappenentzündung durch in den Blutkreislauf eingeschwemmte Bakterien (in seltenen Fällen auch Pilze). Besonders bei einer Vorschädigung des Klappenapparates können sich Keime auf den Herzklappen (besonders auf den Aorten- und Mitralklappen) ansiedeln und sog. Vegetationen bilden). Die Ablagerungen können so groß werden, daß Teile davon als Mikroembolien in den kleinen und großen Kreislauf weggeschwemmt werden können, wo sie zum Verschluß kleiner Arterien, z. B. in den Fingern und Zehen, aber prinzipiell überall, führen können.

Ursachen einer bakteriellen Endokarditis können sein:

- Eiterherde im Bereich der Mandeln, Nebenhöhlen und Zähnen
- Zähneziehen und Zahnsteinentfernung
- unsterile Injektionen bei Drogenabhängigen
- Resistenzschwäche bei Behandlung mit Kortisonpräparaten und mit Krebsmittel sowie bei Mangelernährung (»Nachkriegsendokarditis«)
- Patienten mit Herzklappenfehler und nach prothetischem Mitralklappenprolaps haben ein höheres Endokarditis-Risiko.

Die wichtigsten Krankheitszeichen sind:

- hohes Fieber, Schüttelfrost
- Pulsbeschleunigung (Tachykardie)
- bei Zerstörung der Herzklappen kommt es zu den Zeichen einer Herzleistungsschwäche
- Auftreten von Knötchen an Fingern und Zehen (als Ausdruck der bakteriellen Embolien)

Welche konservativen Behandlungsmaßnahmen sind wichtig?

- Bettruhe über mehrere Wochen, bis zum Verschwinden der Infektionszeichen
- Dringend ist sofort eine Behandlung mit bakterienabtötenden Mitteln (Antibiotika) erforderlich. Oft ist eine wochenlange Behandlung mit einem Mittel erforderlich, dessen Wirksamkeit zuvor durch Blutuntersuchungen (Züchtung von Bakterien aus dem Blut) getestet wurde.
- Ferner ist eine Langzeit-Penizillin-Prophylaxe bei allen größeren und kleineren Infekten sowie bei Zahnbehandlungen und jeder Art von Infekten erforderlich.

Nach der durchgemachten Endokarditis ist eine exakte kardiologische Diagnostik zur *Objektivierung des Ausmaßes des Herzklappenfehlers* erforderlich. Ist ein erheblicher Schaden an einer Herzklappe aufgetreten, ist ein operativer Klappenersatz oft nicht zu umgehen.

Die künstliche Herzklappe

Es gibt zwei verschiedene Typen von künstlichen Herzklappen:

- Kunststoff-Metallklappen
- Klappen aus biologischem Material

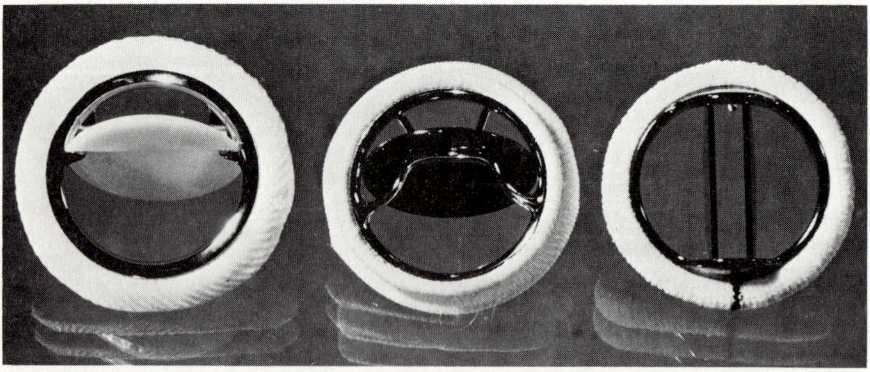

Abb. 34 Kippscheibenventile Wada-Klappe (links), Björk-Shiley-Klappe (Mitte), St. Jude-Klappe (rechts)

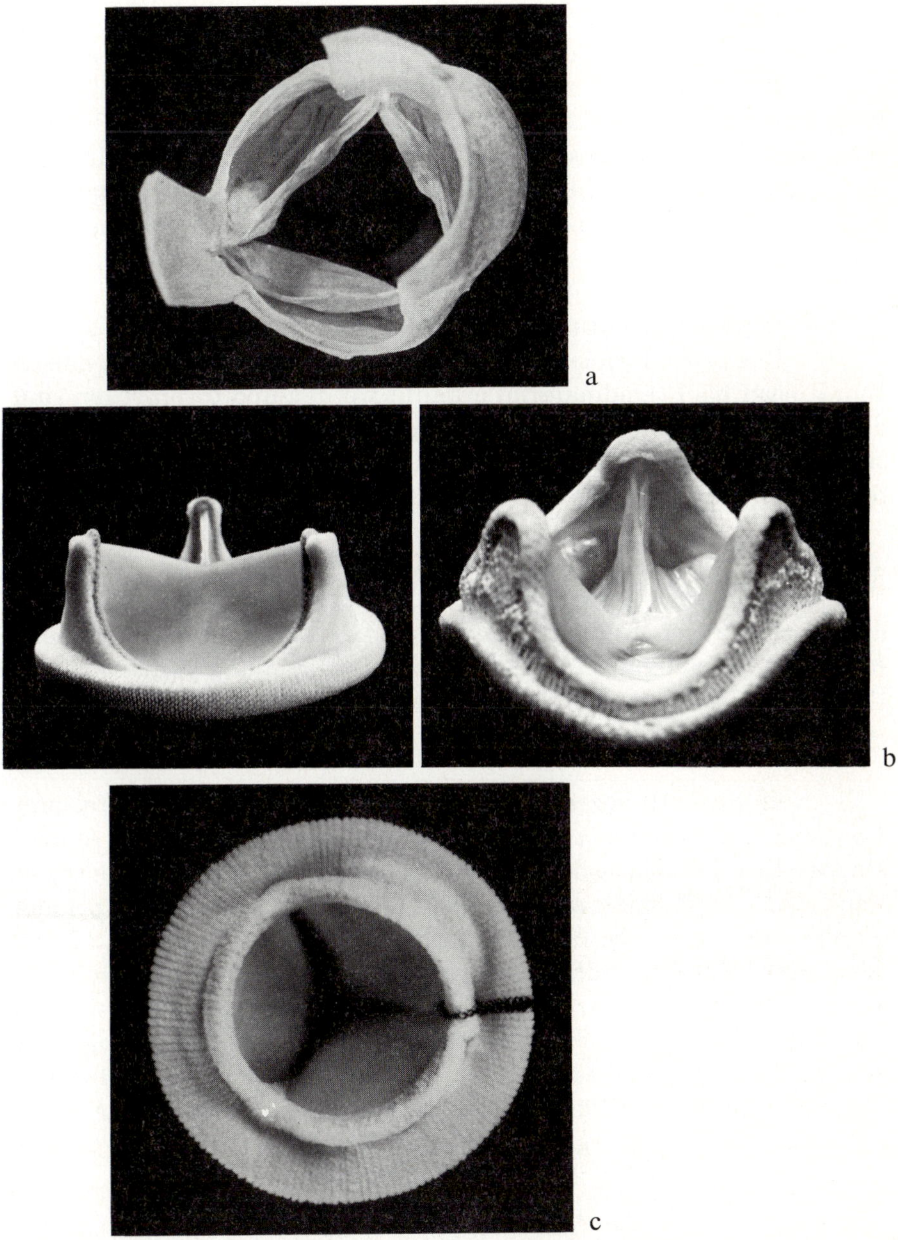

Abb. 35 Biologische Herzklappe; diese Klappen stammen meist vom Schwein und sind nach besonderer chemischer Aufbereitung in einen Spezialring aufgehängt worden, der die Einpflanzung in das Herz ermöglicht

Der Vorteil der Kunststoffklappen liegt darin, daß sie praktisch keine Verschleißerscheinungen aufweisen. Dennoch: »Trotz der erheblichen Fortschritte in der technologischen Entwicklung von Kunststoffklappen wird keine der zur Zeit auf dem Markt verfügbaren künstlichen Herzklappenprothesen ihrer Aufgabe, pro Jahr etwa 40 Millionen mal zu öffnen und zu schließen, so zuverlässig gerecht, wie die gesunde menschliche Herzklappe«. Dieser Satz des Gießener Herzchirurgen Prof. SCHELD kennzeichnet am besten die Situation.

Hohes Thromboserisiko

Das große Problem der Kunststoffklappen dagegen ist, daß sie vom Körper als Fremdmaterial erkannt werden und thrombogen sind, d. h. daß sich Gerinnsel auf der Klappe ablagern können. Lösen diese sich dann von der Klappe, kommt es zu einer peripheren Embolie. Setzen sich die Gerinnsel am Gehirn fest, droht ein Schlaganfall.

Eine Gerinnselbildung im Klappenbereich kann also fatale Folgen haben. Deshalb ergibt sich bei Herzklappenträgern die Notwendigkeit zur dauerhaften Behandlung mit oralen Gerinnungshemmern. Auf eine lebenslängliche Antikoagulanzienbehandlung kann bei diesen Patienten nicht verzichtet werden. Diese Therapie darf der Patient nie selbständig beenden.

Es hat sich gezeigt, daß Embolien häufiger nach Mitral- und Tricuspidalklappenersatz ausgehen als von einer prothetischen Aortenklappe. Das Embolierisiko besteht auch bei neueren Klappentypen, wenn auch in geringerem Ausmaß. Immerhin mußte man bei den älteren Klappentypen (z. B. STARR-EDWARDS-Kugelklappe) auch bei adäquater Dauerbehandlung mit oraler Gerinnungshemmung mit dem jährlichen Auftreten von Embolien, je nach Klappenposition, bei 1–4% der Fälle rechnen. Durch die Dauerbehandlung mit Gerinnungshemmer wird das Embolierisiko wesentlich gesenkt, eine Restgefährdung ist allerdings nicht völlig auszuschließen. Gefährdet sind vor allem Patienten, die nicht sorgfältig mit Marcumar eingestellt sind (Quickwert nicht im optimalen therapeutischen Bereich).

Die zusätzliche Behandlung mit Dipyridamol – Persantin® (300–400 mg tgl.) führt zu einer weiteren Reduktion der Embolierate, ohne daß dabei das Blutungsrisiko erhöht wird. Auch die zusätzliche Behandlung mit Azetylsalizylsäure bei gleichzeitiger Behandlung mit Kumarinpräparaten senkt die Embolierate. Diese Kombination wird allerdings wegen hohen Blutungskomplikationen nicht generell empfohlen. Asprin-Abkömmlinge alleine, die die Verklumpung und Verklebung der Blutplättchen hemmen und den Vorteil hätten, daß regelmäßige Gerinnungskontrollen nicht durchgeführt werden müßten, bieten leider keinen ausreichenden Schutz.

Verschwinden des Klappentons: Verdacht auf Klappenthrombose!

Nach der Implantation einer Kunststoffklappe tritt ein im ganzen Raum deutlich vernehmbares Geräusch auf. Der Patient empfindet dies zunächst als sehr störend, später gewöhnt er sich an dieses Geräusch und empfindet es praktisch nicht mehr als störend. Bemerkt der Patient ein Verschwinden der Klappentöne, soll er sich sofort an das betreuende Herzzentrum wenden. Das plötzliche Verschwinden kann auf eine Fehlfunktion der Klappe hinweisen. Oft kommen dann auch eine rasche Abnahme der Leistungsfähigkeit und eine Zunahme der Atemnot unter Belastung, später bereits in Ruhe als wichtige *Warnsymptome* hinzu.

Auch bei

- plötzlichen Sprach- und Sehstörungen,
- kurzfristigen Verwirrungszuständen
- und flüchtigen Lähmungen

muß an die Möglichkeit einer *Klappenthrombosierung* gedacht werden.

Bei Patienten, die eine **Bioprothese** implantiert bekommen, ist das Thromboembolierisiko deutlich geringer als bei mechanischen Klappen. Die Bioprothesen werden heute aus glutaraldehydstabilisierten Schweine-Aortenklappen hergestellt. Nach dem Entwickler werden diese Klappen auch als HANCOCK-Klappen bezeichnet. Ein weiterer Vorteil ist, daß sie praktisch geräuschlos arbeiten und einen zentralen Blutdurchfluß gewährleisten.

Wann ist trotzdem eine Behandlung mit Gerinnungshemmern erforderlich?
Wenn weitere Risiken, wie

- ausgeprägte Herzleistungsschwäche,
- Vorhofflimmern und Vorhoferweiterung,
- arterielle Embolien in der Vorgeschichte,
- eine schwere geschädigte linke Herzkammer mit geringem Blutauswurf,
- die Implantation einer weiteren mechanischen Klappe neben der Bioprothese

nicht vorhanden sind, reicht eine gerinnungshemmende Behandlung von 3–6 Monaten völlig aus. Sind diese Risikofaktoren jedoch vorhanden, empfiehlt sich auch bei Trägern von Bioprothesen der Mitralklappe eine lebenslange Gerinnungshemmung.

Statistisch geht man davon aus, daß etwa ein Drittel aller biologischen Herzklappen nach 10 Jahren »abgenutzt« sind. Aus diesem Grund werden Bioprothesen nur bei wenigen Patienten eingepflanzt, z. B. bei Patienten über 70 Jahre, bei denen häufig das Risiko einer Klappenabnutzung geringer einzuschätzen ist als eine Komplikation der Langzeitbehandlung mit Gerinnungshemmern.

Bei welchen Patienten kommen Bioprothesen in Frage?

Die Implantation von Bioprothesen wird erwogen bei:

- Patienten über 70 Jahre
- Patienten, die den persönlichen Gründen ausdrücklich eine Bioprothese wünschen.
- Patienten, die im Ausland leben oder einen Auslandsaufenthalt planen (Probleme mit Gerinnungskontrolle).
- Patienten, die eine Sportart mit erhöhtem Verletzungsrisiko ausüben
- Junge Frauen mit Kinderwunsch (Kumarinpräparate kontraindiziert).

Der Herzinfarkt (Myokardinfarkt)

Die Herzinfarktkrankheit hat in den Industrieländern den Charakter einer Epidemie angenommen. In der Bundesrepublik sind jährlich 100 000 Todesfälle und das Dreifache an nicht tödlichen Infarktereignissen statistisch erfaßt. Man kann aber davon ausgehen, daß wesentlich mehr Menschen einen Infarkt erleiden. Wissen wir doch, daß jeder dritte Infarkt maskiert (verborgen) verläuft und im akuten Stadium weder vom Patienten noch vom Arzt erkannt wird. Wir sprechen in diesem Fall von einem »stummen Infarkt«. So müssen wir bei uns mit einer jährlichen Erkrankungsrate von mindestens 500 000 rechnen. Was dies an Leid und Kummer, Verlust an Lebensqualität und ökonomische Einbußen bedeutet, kann man ermessen, wenn man den Infarkt als solchen, seine bedrohliche Nähe und seine Folgen kennt.

Wie kommt es zum Herzinfarkt?

Die Herzkranzgefäße (Koronargefäße) stehen im Zentrum des Interesses. Sie spielen eine Schlüsselrolle für die Leistungsfähigkeit des Herzmuskels, weil sie ihn mit Sauerstoff und Nährstoffen versorgen. Wie ein Kranz (deshalb werden sie auch Kranzgefäße genannt) legen sie sich um den Herzmuskel und erreichen so auch den kleinsten Muskelbezirk. Das Herz wird im wesentlichen von der rechten und der linken Koronararterie versorgt Abb. 36.

Beide Herzkranzgefäße entspringen der Aortenwurzel, dem Anfangsteil der aufsteigenden Brustschlagader, die sich kurz hinter der Aorten-Kammer-Klappe befindet. Die linke Koronararterie, die die große linke Herzkammer versorgt, transportiert vier Fünftel des Blutes der Herzkranzgefäße. Insgesamt erhalten die Herzkranzgefäße rund fünf Prozent der Blutmenge, die das Herz in einer Minute pumpt. (sog. »Herzminutenvolumen«).

Unter Herzinfarkt verstehen wir den raschen »Untergang« von Herzmuskelbezirken aufgrund von örtlichen Ernährungsstörungen. Ganz allgemein ist in diesen Fällen der Blutdurchfluß durch die Herzkranzgefäße behindert.

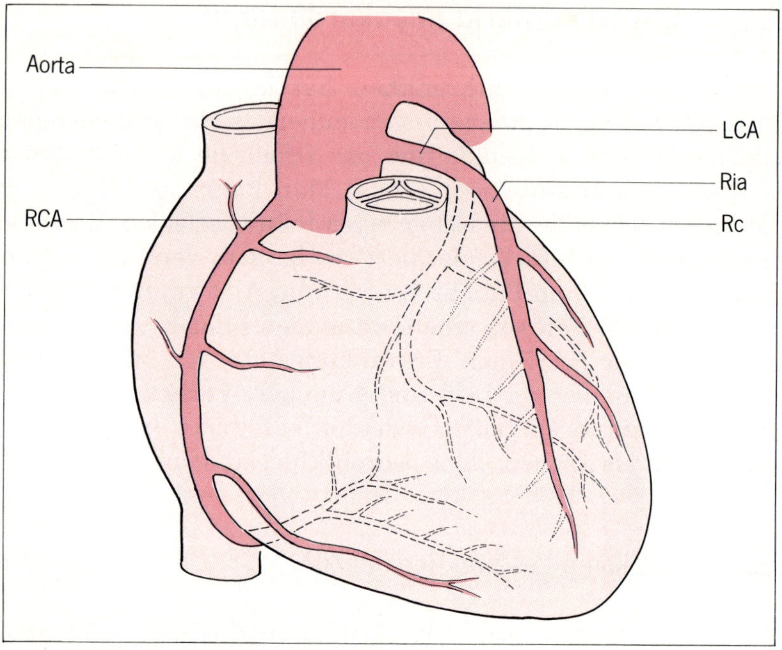

Abb. 36 Darstellung der Lage der drei Herzkranzgefäße
RCA: rechte Kranzarterie
LCA: linke Kranzarterie
Die linke Kranzarterie teilt sich in zwei Äste auf:
Ria: Ramus interventricularis anterior (Vorderwandarterie)
Rc: Ramus circumflexus (Arterie, die die Hinterwand des Herzens mit Blut versorgt)

Arteriosklerose und Gerinnsel verstopfen Herzkranzgefäße

Die Veränderungen in den Herzkranzgefäßen selbst sind es also, welche das Herzinfarktgeschehen einleiten, unterhalten und unter Umständen tödlich ausgehen lassen. Es sind die Folgen der allgemeinen Arteriosklerose, deren Kennzeichen

- die Lichtungseinengung
- der Verlust der Elastizität
- und die Verhärtung der Gefäßwand

sind. Zwei Vorgänge leiten den Gefäßverschluß ein. Einmal entwickeln sich fetthaltige Polster, die sog. Atherome (»Arteriosklerosebeete«), welche von sich aus die Koronargefäße verschließen können. Häufiger sind es Blutpfropfe, also Thromben im Koronargebiet, welche auf dem Boden von zerfallenden Arteriosklerosebeeten entstehen, die das Herzkranzgefäß akut verschließen. Anatomische Untersuchungen an der Leiche haben gezeigt, daß am ersten Tag nach Infarkteintritt mehr als die Hälfte der Verstorbenen Koronargerinnsel aufweisen. Vom 2. bis 4. Tag sind es 71% und vom 5. bis 10. Tag nach dem Infarktereignis 72 Prozent. Wenn mehr als 10 Tage nach dem Infarkt der Tod eintritt, findet man in über 90% totale Verschlüsse durch Koronarthromben. Dies zeigt, wie wichtig die Gerinnselbildung für die Entstehung des Herzinfarktes ist, und wie sehr es darauf ankommt, nach dem Infarktgeschehen möglichst rasch die höchst bedrohlichen Gerinnungsstörungen und ihr Weiterschreiten zu verhindern. Wir werden darauf noch eingehen.

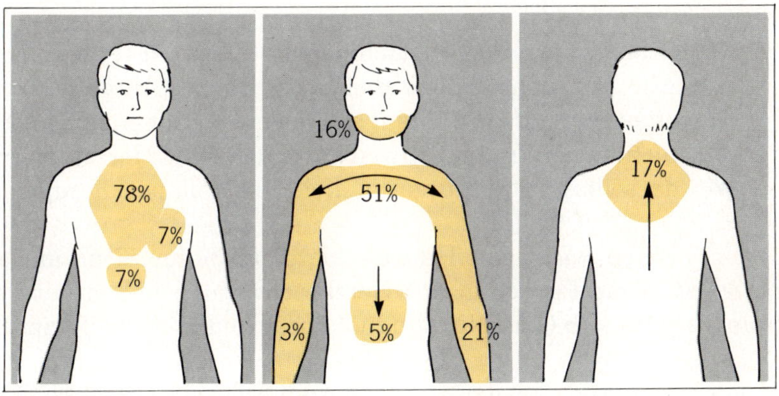

Abb. 37 Diese Flächen zeigen, wie der Schmerz ausstrahlt bei Angina pectoris und Herzinfarkt

Welche Symptome sprechen für einen Herzinfarkt?

Dem bedrohlichen Ereignis können typische Warnsymptome vorausgehen. Als solche gelten schwere Angina-pectoris-Anfälle, die bis zu 20 Minuten anhalten können. Diese typischen Brustschmerzen sind bereits seit dem 18. Jahrhundert bekannt. Sie wurden erstmals von dem englischen Arzt HEBERDEN* beschrieben und so bezeichnet. Er führte aus, daß die Schmerzanfälle vor allem bei Männern über 50 Jahre nicht selten, zunächst nur vorübergehend aufträten. Im allgemeinen nähmen sie an Intensität zu und »führten nicht selten zum Tod«. Allerdings nahm aber HEBERDEN als Ursache der Angina pectoris keine Herzkrankheit an. Dies war dem Anatomen JENNER, dem wir die Pockenschutzimpfung verdanken, 1799 vorbehalten. Er beschrieb die schwere Verhärtung der Kranzgefäße bei Angina-pectoris-Kranken mit nachfolgendem Gefäßverschluß, aber auch inkomplette Kranzgefäßeinengungen.

Als typische Symptome des Herzinfarktes gelten:

- neben schweren Brustschmerzen (meist hinter dem Brustbein, Abb.) können Übelkeit und Erbrechen auftreten.
- oft empfindet der Patient eine lebensbedrohende Angst
- nicht selten treten Schweißausbrüche und Herzstolpern auf
- dasselbe gilt für Kurzatmigkeit und Kollapsneigung

Einen wichtigen Hinweis bietet in dieser Situation auch der *Nitrotest.* Viele Patienten mit Herzbeschwerden haben Nitroglyzerinpräparate bei sich (z. B. Nitrolingual Spray® oder -Zerbeißkapseln®).

Man soll bei den geschilderten schweren Schmerzzuständen eine Nitrokapsel zerbeißen oder Nitrospray in die Mundhöhle sprühen. Bei noch nicht eingetretenen, aber drohendem Infarkt können sich die Schmerzzustände dann innerhalb von Minuten zurückbilden.

---

* William Heberden hat in seiner Vorlesung (vor dem Royal College of Physicians, London, am 28. Juli 1768) über »some account of a disorder in the breast« den Begriff Angina pectoris erstmals beschrieben

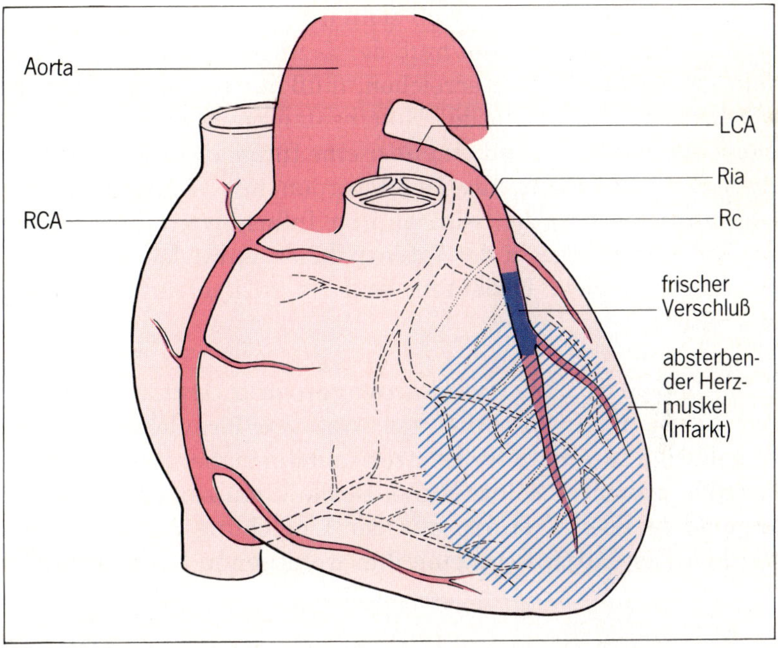

Abb. 38 Schematische Darstellung eines Herzinfarktes. Der frische Verschluß des Vorderwandastes führt zur plötzlichen Durchblutungsnot des nachgeschalteten Herzmuskel-Areals. Nach kurzer Zeit stirbt dieses ab (Herzinfarkt)

Was ist zu tun, wenn diese Symptome auftreten?

In jedem Falle ist nach solchen Ereignissen eine sofortige ärztliche Untersuchung angezeigt. Dies gilt bei Angina-pectoris-Beschwerden insbesondere dann, wenn die Häufigkeit und Intensität der Beschwerden in kurzer Zeit zunimmt. Wir sprechen dann von der »instabilen Form« der Angina pectoris, der Crescendo-Angina oder vom Präinfarktsyndrom (drohender Herzinfarkt).

Treten die oben geschilderten Warnzeichen auf und sprechen die Schmerzen nicht auf das Nitropräparat an, muß an das Vorliegen eines akuten Infarktes gedacht werden.

So rasch wie möglich sollten Sie den Arzt anrufen. Außerhalb der üblichen Dienstzeiten muß der ärztliche Notdienst informiert werden. Ist dieser nicht zu erreichen, muß der Krankentransport gerufen werden. Die Besatzung des Noteinsatzwagens weiß, welche Krankenhäuser dienstbereit sind und über eine Intensivstation verfügen. Versuchen Sie bitte nicht, die Beschwerden mit Hausmitteln zu lindern. Hierdurch verstreicht beim akuten Infarkt wertvolle Zeit. Trotz der großen Fortschritte in der Intensivbehandlung des Herzinfarktes sterben noch zu viele Patienten, weil sie zu spät im Akutkrankenhaus eintreffen.

Was tun, bis Krankenwagen oder Arzt kommt?

Bis zum Eintreffen von Arzt oder Krankenwagen sollten sich Angehörige zum Patienten setzen und ihn zu beruhigen versuchen. Der Kranke braucht absolute Ruhe. Deshalb müssen aufgeregte Familienangehörige oder Freunde aus der Umgebung des Kranken entfernt werden. Der Patient soll eine ihm wohltuende Lage einnehmen. Gelegentlich wird er es bevorzugen, zu sitzen.

Hilfreich ist, wenn jemand den Blutdruck messen kann. Liegt der obere Blutdruck über 120 mmHg, ist es erlaubt, eine Nitrokapsel zu verabreichen oder Nitrospray in die Mundhöhe zu sprühen. Ist der Blutdruck deutlich erhöht (Werte über 160 mmHg), kann dies wiederholt werden. Das Nitropräparat lindert nicht nur vielfach die Beschwerden, es verbessert auch die Koronardurchblutung und senkt den Blutdruck.

Bei schweren Komplikationen droht der Kollaps. Einsetzende Bewußtlosigkeit ist immer ein ernstes Zeichen, denn es besagt, daß der Organismus nicht genügend Blut und damit auch Sauerstoff bekommt.

Man tastet den Puls des Patienten. Auftretende Unregelmäßigkeiten, Herzstolpern, langes Aussetzen des Pulses sind immer bedrohlich. Es kann zum plötzlichen Herzstillstand kommen. Ist der Arzt dann immer noch nicht eingetroffen, so sollten *Wiederbelebungsmaßnahmen* eingeleitet werden. Angehörige von Infarktpatienten sollten Erste-Hilfe-Kurse besucht haben. Mit Mund-zu-Mund-Beatmung und äußerer Herzmassage kann man die drohende Katastrophe gelegentlich beherrschen, es sei denn, der Infarkt ist so schwer und so ausgedehnt, daß das Herz unter dem Zeichen des sogenannten Kammerflimmerns abstirbt.

Der Patient verfällt rasch, die Haut nimmt einen blaugrauen Ton an, auch Lippen und Fingernägel verfärben sich rasch. Die Atmung setzt aus oder wird schnappend und schnarchend. Wenn innerhalb von drei Minuten nach dem ersten Einsetzen dieser Symptome keine Hilfe einsetzt, so ist eine Katastrophe nicht zu vermeiden. Ein solcher Zustand kann sich also in den Frühphasen des Herzinfarktes einstellen. Um so wichtiger ist es, daß der Notarzt- oder Krankenwagen rasch erscheint.

Welche Medikamente können gegeben werden?

Ist der Patient sehr aufgeregt und unruhig, und ist der Blutdruck stabil über 120 mmHg, kann ein Beruhigungsmittel, z. B. etwas Valium® oder Lexotanil® verabreicht werden. Wenn irgendwie möglich, sollte durch Zuwendung und Beruhigung diese Medikamentengabe nicht notwendig werden. Bitte keine Kreislaufmittel geben, bevor der Arzt eintrifft. Der hinzugezogene Arzt wird besonders darauf achten, daß alle Medikamente oral, also in Tabletten- und in Tropfenform eingenommen werden. Schmerzmittel, die oft erforderlich sind, können allenfalls in oder unter die Haut (= subkutan) oder intravenös (in die Vene) gespritzt werden. **Intramuskuläre Injektionen** dürfen bei Verdacht auf Herzinfarkt **keinesfalls** verabreicht werden, da sie die Diagnostik der Blutenzyme, die später im Krankenhaus immer erfolgen wird, verschleiern wird und eine für die Prognose des Patienten oft entscheidende Thrombolysetherapie unmöglich machen.

Was geschieht im Krankenhaus?

Vielen Patienten bereitet die Aufnahme auf der Intensivstation Unbehagen, und manche notwendigen Maßnahmen sind ihm lästig, z. B. die Anlage einer Tropfinfusion, eines Blasenkatheters, ja sogar der Anschluß an die absolut notwendigen kontrollierenden Registrierapparate. Die Angehörigen, aber auch Ärzte und Personal der Intensivstation werden dem Patienten die Situation dadurch erleichtern, indem sie ihn überzeugen, daß er jetzt gut versorgt ist und überdies keine andere Wahl hat.

Wie schon gesagt, es ist in den ersten Tagen eine Überwachung rund um die Uhr erforderlich. Der Patient bekommt kleine Elektroden auf den Brustkorb geklebt, die mit einem Fernsehschirm (EKG-Monitor) im Überwachungsraum gekoppelt sind. Dies ermöglicht eine Alarmierung des Arztes bzw. der Schwestern, wenn der Puls zu langsam oder zu schnell oder wenn er unrhythmisch ist.

In regelmäßigen Abständen werden Elektrokardiogramme abgeleitet. Sie ermöglichen eine Lagebestimmung des Herzinfarkts (Vorderwandinfarkt oder Hinterwandinfarkt) und sie dokumentieren auch den zeitlichen Verlauf der Abheilung des Infarktes.

Thrombolysetherapie senkt Infarktsterblichkeit

In den letzten Jahren hat sich die Akuttherapie des Herzinfarktes entscheidend verändert, insbesondere durch Medikamente, die entstandene Blutgerinnsel wieder auflösen können. Medikamente, die diese Gerinnsel-auflösende Eigenschaften haben, nennt man Thrombolytika bzw. Fibrinolytika.

Zuvor haben wir auf die Häufigkeit von Thrombosen in den Koronargefäßen bei nach einem Herzinfarkt Verstorbenen berichtet. Es gibt aber auch Untersuchungen an Lebenden, die zeigen, daß Blutgerinnsel in den Kranzgefäßen sehr häufig infarktauslösend sind.

Von gleich nach dem akuten Infarkt durchgeführten Untersuchungen der Herzkranzgefäße (Koronarangiographie) wissen wir heute, daß bei 80–90 Prozent der Patienten mit einem akuten Infarkt ein unmittelbar zuvor entstandenes Blutgerinnsel das Koronargefäß verschließt.

Vordringliche Maßnahme im akuten Myokardinfarkt ist deshalb die medikamentöse Thrombolyse mit dem Ziel, den Thrombus in der betreffenden Koronararterie aufzulösen, somit das Infarktgebiet zu begrenzen und die Leistungsfähigkeit des Herzens soweit wie möglich zu erhalten.

Weltweit durchgeführte Untersuchungen zur Sterblichkeitsrate beim akuten Infarkt mit Thrombolytika wie Streptokinase, Urokinase und gentechnologisch gewonnenen sog. »Gewebsplasminogenaktivatoren« (t-PA) erbrachten den Nachweis einer Senkung der Infarktsterblichkeit in der Akutphase des Herzinfarktes bis zur Klinikentlassung um bis nahezu 30 Prozent.

Neben der Reduktion der Infarktsterblichkeit ist die mittels Koronarangiographie ermittelte Offenheitsrate der »Infarkt-Kranzgefäße« der wichtigste Wirksamkeitsbeweis der Thrombolysetherapie.

Wettlauf mit der Zeit

Viele Herzinfarktopfer wären zu retten gewesen, wenn sie früh genug in die Klinik gekommen wären. Da das Herzmuskelgewebe in der Regel bei einem Verschluß eines Herzkranzgefäßes nach vier bis sechs Stunden abstirbt, ist eine Thrombolysetherapie nur sinnvoll, wenn sie *möglichst früh,* spätestens sechs Stunden nach Einsetzen der Schmerzsymptomatik, eingeleitet wird.

Neueste Ergebnisse einer Untersuchung, die die Deutsche Herzstiftung veranlaßt hat, zeigen, daß zwischen dem Herzinfarktereignis und der Diagnose im Krankenhaus durchschnittlich 7,5 Stunden vergehen. Dabei stellte sich heraus, daß vom Patienten selbst und seinen Angehörigen die meiste Zeit »verbraucht« wurde, bis diese einen Arzt verständigten. So ist interessant, daß Angehörige der »Intelligenzberufe«, auch Ärzte, relativ lange mit dem Notruf warten.

Die zuvor erwähnte Studie ergab auch, daß bei Patienten, die eine Thrombolysetherapie erhielten, vom Auftreten der Infarktsymptomatik bis zur Diagnosestellung ca. 2,5 Stunden, bei Patienten, die keine Lysetherapie bekamen, hingegen 11,5 Stunden vergingen. Der weitaus größte Zeitverlust bei den nichtlysierten Patienten geht allerdings zu Lasten einer *zu späten Benachrichtigung des Arztes.* Die Umfrage ergab außerdem, daß der Zeitverlust in den dünner besiedelten Regionen um mehr als 1,5 Stunden größer war als in Ballungsgebieten mit über 100000 Einwohner. Nur knapp jeder zweite Patient liegt vier Stunden nach Beginn der Beschwerden an der Thrombolyse-Infusion.

Thrombolyse schon im Rettungswagen?

Ein frühzeitiger Beginn der Thrombolysetherapie entscheidet letztlich über den Erfolg der Behandlung. Der Behandlungsbeginn setzt allerdings eine *gesicherte Diagnose* voraus. Der Notarzt stellt die Diagnose anhand klinischer Symptome, anhand des Elektrokardiogramms und mittels der Blutfermentdiagnostik.

Ein großer Fortschritt ist der Einsatz der Trockenchemie, der Enzymbestimmung theoretisch schon im Notarztwagen möglich macht. Dennoch ist der Stellenwert der Fermentdiagnostik zunächst im Rettungswagen relativ gering, weil der Anstieg der Fermente bzw. Herzinfarkt-typischen Enzyme zeitlich wesentlich verzögert auftritt als die typischen Infarktzeichen in der EKG-Kurve.

Im Prinzip kann also schon wenige Minuten nach der Diagnosestellung in der Wohnung, am Notfallort und selbstverständlich im Notfallwagen die Thrombolysetherapie eingeleitet werden.

Eine einstündige Dauerinfusion ist ausreichend. Die Sterberate der ins Krankenhaus eingelieferten Herzinfarkt-Patienten ist dadurch von 15 auf 8,5 Prozent gesunken. Die Thrombolysetherapie stellt für den Patienten kein erhöhtes Risiko dar, wenn der Therapeut mit dem Präparat und den Kontrollmethoden vertraut ist. Dies ist heute Standard auf den meisten Intensivstationen.

Es hat sich gezeigt, daß die Aussichten des Patienten besonders günstig sind, wenn das thrombolytische Medikament eine Stunde nach den ersten Symptomen in die Vene infundiert wird. Mit jeder weiteren Verzögerung sinkt die Überlebenschance. Es gibt allerdings neue Hinweise dafür, daß die *Kombination von Streptokinase mit Aspirin* das »Zeitfenster« etwas weiter öffnen kann, wie die 1991 veröffentlichte sog. ISI III-Studie (**I**nternational **S**tudy of **I**nfarct **S**urvival) an über 46 000 Herzinfarkt-Patienten gezeigt hat.

Welche gerinnungshemmenden Maßnahmen, wenn eine Lysetherapie nicht durchgeführt wird?

Immer dann, wenn eine Lysetherapie nicht möglich ist, ist die Behandlung mit Antikoagulanzien das Mittel der Wahl. Zum Einsatz kommen Heparindauerinfusionen bis zum Ende der Immobilisierung, dann sollten die Patienten für 3–6 Monate auf Kumarinabkömmlinge, z. B. Marcumar® eingestellt werden. Diese Therapie soll insbesondere einen weiteren Herzinfarkt verhindern.

Der Wert der gerinnungshemmenden Maßnahmen wird als gesichert angesehen. Schon die Immobilisierung des Herzinfarktpatienten allein provoziert eine allgemeine Thromboseneigung, ähnlich wie nach Unfällen, Operationen oder nach einer Geburt. Insbesondere bei großen Vorderwandinfarkten, bei begleitender Arrhythmie oder bei Herzleistungsschwäche nach einem Infarkt haben sich Gerinnungshemmer als segensreich erwiesen.

Schützt Azetylsalizylsäure vor dem Herzinfarkt?

Azetylsalizylsäure (enthalten z. B. in Alka Selzer®, Asasantin®, ASS®, Monobeltin®, Aspirin®, Colfarit®, Godamed®, Temagin®) wird seit nahezu 100 Jahren erfolgreich eingesetzt zur Behandlung von Fieber, Schmerzen und als Rheumamittel.

Seit Mitte der sechziger Jahre ist bekannt, daß Azetylsalizylsäure auch die Zusammenballung und das Zusammenkleben (Aggregation und Adhäsion) der Blutplättchen verhindern kann, und dies bereits in geringen Dosen. Schon zu Beginn der fünfziger Jahre wurde festgestellt, daß bei Patienten, die wegen rheumatischen Erkrankungen und bei chronischen Schmerzen regelmäßig Aspirin einnahmen, die Herzinfarktraten deutlich vermindert waren.

Amerikanische Ärztestudie mit Aspirin

1988 ging es dann wie ein Lauffeuer durch die Presse: eine amerikanische Langzeitstudie zur Verhinderung des Erstinfarktes (Primärprävention) mit Azetylsalizylsäure, an mehr als 22000 Ärzten als Probanden, war vorzeitig nach nur fünf Jahren Laufzeit abgebrochen worden.

Begründung: **Ein fast um die Hälfte reduziertes Herzinfarktrisiko in der Patientengruppe, die den Wirkstoff Azetylsalizylsäure bekommen hatte.**

Die Patienten in der Azetylsalizylsäure-Gruppe erhielten 325 mg Aspirin jeden zweiten Tag. Das Studienprotokoll war doppelblind (weder der Arzt noch der Patient wußte, was gegeben bzw. genommen wurde). Die Kontrollgruppe erhielt ein Scheinmedikament (Plazebo).

Hauptuntersucher dieser sog. US Physician's Health Studie (USPHS) war Professor CHARLES HENNEKENS von der Harvard Medical School in Boston. Die Studie wurde initiiert, nachdem in einer früheren Studie gezeigt werden konnte, daß nach durchgemachtem Herzinfarkt Azetylsalizylsäure das Risiko, einen erneuten Herzinfarkt und/oder einen Schlaganfall zu erleiden deutlich senkt.

Der Nutzen der Azetylsalizylsäure in der Sekundärprophylaxe des Herzinfarktes (also Schutz vor einem erneuten Infarkt) ist heute unbestritten und durch viele breit angelegte Untersuchungen bewiesen worden. Unklar war, ob Azetylsalizylsäure schon den ersten Infarkt verhüten kann und deshalb primärprophylaktisch bei jedem und in jedem Alter verabreicht werden sollte.

Man muß heute kritisch sagen, daß die amerikanische Ärzte-Studie trotz ihres Umfangs diese Frage nicht befriedigend beantworten kann. Die Reduktion der Infarkthäufigkeit bei den 22017 gesunden amerikanischen Ärzten im Alter von 40–84 Jahren, die fünf Jahre Aspirin eingenommen hatten, war beeindruckend (in der Azetylsalizylsäure-Gruppe war die Infarkthäufigkeit um 44% reduziert), doch konnte eine Senkung der Gesamtsterberate durch Herzkreislauferkrankung nicht nachgewiesen werden. Möglicherweise lag dies darin begründet, daß diese Untersuchung einen »Schönheitsfehler« aufwies: Die Ärzte in der Untersuchung waren einfach zu gesund und zu gesundheitsbewußt. Die Sterberate während des Untersuchungszeitraumes lag nämlich nur bei 15% der sonstigen Sterberate, die normalerweise für eine Vergleichsgruppe von Männern im gleichen Alter erwartet wurde. In der Azetylsalizylsäure-Gruppe gab es 81 Herz-Kreislauf-Tote, in der Plazebogruppe 83 Fälle. Kritiker der Studie sind der Auffassung, daß die in der Studie beteiligten amerikanischen Ärzte **zehn Jahre vor** dem Rest der amerikanischen Bevölkerung die Lehre aus den Erkenntnissen über Rauchen und Lungenkrebs gezogen hätten. Somit sei anzunehmen, daß sie dementsprechend auch ihre Risiken für eine koronare Herzkrankheit durch einen gesünderen Lebensstil eingeschränkt hätten.

Die Ergebnisse der amerikanischen Ärzte-Studie warfen allerding ein anderes Problem auf: In der Azetylsalizylsäuregruppe traten mehr Schlaganfälle durch Hirnblutung auf im Vergleich zu Plazebo. Allerdings war der Unterschied statistisch nicht bedeutend, so daß fraglich ist, ob Aspirin zu einer tatsächlichen Zunahme der Schlaganfälle durch Hirnblutung geführt hat.

Britische Ärzte-Studie mit Azetylsalizylsäure

Die einzigen anderen Daten über die Rolle von Aspirin in der Primärprävention des Herzinfarktes stammen aus einer britischen Untersuchung. Es handelte sich dabei um eine offene, also nicht durch eine Scheinmedikamentengruppe kontrollierte Untersuchung an 5139 britischen Ärzten. Eine Gruppe bekam täglich 500 mg Aspirin, die andere Ärztegruppe wurde gebeten, Aspirin und alle Aspirin-haltigen Medikamentengruppen während der Untersuchung zu meiden. In dieser Untersuchung ergab sich kein Unterschied zwischen den beiden Gruppen hinsichtlich der auftretenden tödlichen und nichttödlichen Herzinfarkte. Es ist allerdings zu berücksichtigen, daß die wissenschaftliche Aussagekraft der britischen Studie bei weitem nicht so stark ist wie die der amerikanischen Ärztestudie.

Was kann konkret empfohlen werden? Ist eine Selbstmedikation anzuraten?

Es ist zweifelsfrei belegt, daß Aspirin nach vorausgegangenem Herzinfarkt und bei instabiler Angina pectoris die Rate von Herz-Kreislauf-Todesfällen reduziert. In der Infarktnachsorge spielt Aspirin neben den sog. Betarezeptorenblockern eine entscheidende Rolle. Für die Primärprävention sind die vorliegenden Studienergebnisse zwar überzeugend, trotzdem bleiben Fragen offen. Es ist interessant, daß über 90% der Teilnehmer an der amerikanischen Studie, die durch Zufall zugeteilt Aspirin bekamen und mehr als 70% derjenigen unter Plazebo sich dafür entschieden, nach Aufhebung des Blindschlüssels Aspirin weiterzunehmen.

Mit Spannung werden die Ergebnisse einer neuen amerikanischen Untersuchung an einer umfangreichen Stichprobe von älteren Frauen (ungefähr 40 000) erwartet. In dieser Studie untersucht Professor HENNEKENS die Effekte von Aspirin auf das Auftreten von Herzinfarkten und Schlaganfällen bei Frauen.

Auf alle Fälle ist es wichtig, daß eine Selbstmedikation der Allgemeinbevölkerung strikt abzulehnen ist. Aspirin darf nur vom Arzt verordnet werden, unter entsprechender Berücksichtigung des Herz-Kreislauf-Risikos des Patienten sowie der bekannten Nebenwirkungen. Für jeden Patienten muß individuell durch den Arzt das Nutzen/Risiko-Verhältnis abgeschätzt werden.

Instabile Angina pectoris = drohender Herzinfarkt

Wenn innerhalb von Tagen und Wochen Intensität und Dauer der typischen Brustschmerzen bei Patienten mit koronarer Herzkrankheit zunehmen und bereits geringgradige Anstrengungen Anfälle von »Brustenge« auslösen, sprechen wir von einer instabilen Form der Angina pectoris. In diesen Fällen besteht meist eine fortgeschrittene Kranzgefäßerkrankung, die immer den drohenden Herzinfarkt in sich birgt. Dieses unmittelbare Vorstadium des Herzinfarktes wird auch als Crescendo-Angina oder Präinfarktsyndrom bezeichnet. Die instabile Angina pectoris kann jederzeit in einen Infarkt übergehen und ist daher prognostisch ernst zu bewerten. Die betreffenden Patienten müssen stationär beobachtet und behandelt werden. In aller Regel ist so bald wie möglich eine Herzkatheteruntersuchung vorzunehmen. Nur so kann geklärt werden, ob eine dringende Bypassoperation oder eine Katheterdilatation durchgeführt werden kann bzw. werden muß. Zur instabilen Angina pectoris gehören auch Schmerzen, die bald nach einem Herzinfarkt erneut auftreten. Patienten mit dieser Form der Angina pectoris machen oft 25% derjenigen aus, die auf Herz-Intensivstationen eingeliefert werden.

Aspirin bei der instabilen Angina pectoris

Bei der instabilen Angina pectoris haben drei großangelegte Untersuchungen gezeigt, daß mit Azetylsalizylsäure ebenso wie mit Heparin die Entwicklung des Infarktes reduziert und die Sterblichkeit dramatisch gesenkt werden kann.

Vor der Aspirin-Ära starben ungefähr 10% der Patienten mit der instabilen Angina-pectoris-Form innerhalb eines Jahres nach deren Beginn. Aspirin senkt die Rate der auftretenden Herzinfarkte sowie die Rate der plötzlichen Todesfälle bis zu 70%. Jeder weiß, daß Aspirin das bekannteste Schmerzmittel der Welt ist; lange Zeit war aber nicht bekannt, daß dieses Medikament auch lebensrettend sein kann. Geschichtlich ist interessant, daß Azetylsalizylsäure wegen der bekannten plättchenhemmenden Eigenschaften bewußt bei Patienten mit Angina pectoris und nach Herzinfarkt eingesetzt wurde, andererseits wurde schon früh beobachtet, daß Patienten, die beispielsweise wegen Arthritis regelmäßig Aspirin einnahmen, weniger tödliche Herzinfarkte erlitten.

Diese Erkenntnisse der letzten Jahre sind heute allen Ärzten bekannt. Wird ein Patient mit instabiler Angina pectoris in ein Krankenhaus eingewiesen, so wird er unverzüglich auf Heparin oder Aspirin eingestellt. Falls Heparin das erste Mittel ist, kann auf Aspirin übergewechselt werden, sobald der Patient stabilisiert ist und keine akuten Schmerzen mehr hat. Eine Aspirin-Tablette sollte dann unbefristet weiter gegeben werden.

Azetylsalizylsäure beim akuten Infarkt: Auf dem Weg zum Infarkt-Standardtherapeutikum

Der akute Herzinfarkt ist in etwa 90% der Fälle durch ein frisches Gerinnsel in der Herzkranzarterie bedingt. Der akute Herzinfarkt gilt seit Bekanntwerden der Ergebnisse der ISIS-II Studie als gesicherte Indikation für die Gabe von Azetylsalizylsäure. Bei den Patienten, die in diese Studie einbezogen wurden, bestand als klinische Diagnose der Verdacht auf einen akuten Herzinfarkt. 415 Krankenhäuser in 16 Ländern waren an dieser Untersuchung beteiligt.

Über 17000 Patienten bekamen nach dem Zufallsprinzip zugeteilt Aspirin, das gerinnselauflösende Enzympräparat Streptokinase beide Medikamente zusammen oder Doppelplacebo. Innerhalb von fünf Wochen gab es in den Gruppen, die die beiden Einzelmedikamente Aspirin oder Streptokinase früher mit der Gabe von Aspirin begonnen wurde, desto besser war die Prognose der Patienten. Blutungskomplikationen waren bei der kombinierten Behandlung nicht häufiger als unter Streptokinase alleine. Es gab in der ganzen Studie praktisch keinen Patienten, der nicht von der Aspirinbehandlung profitiert hätte. Das Auftreten von Schlaganfällen während des Krankenhausaufenthaltes war halbiert, auch die Reinfarktrate (Auftreten erneuter Infarkte) wurde durch Aspirin halbiert. Auch noch zwei Jahre nach Beginn der Behandlung war ein Nutzen nachweisbar. In dieser Studie wurde insbesondere auch gezeigt, daß Aspirin auch für ältere Patienten von Vorteil ist und gerade bei denjenigen im Alter über 80 Jahre noch wirksamer ist, ohne daß eine Zunahme der Nebenwirkungen bei diesen alten Menschen zu beobachten wäre.

Auch Frauen profitieren von Azetylsalizylsäure: Herzinfarktrisiko sinkt!
Auch Frauen, die regelmäßig Azetylsalizylsäure einnehmen, scheinen ein geringeres Herzinfarktrisiko zu haben, wie eine 1991 publizierte Untersuchung an fast 90000 amerikanischen Krankenschwestern im Alter zwischen 34 und 65 Jahren ergab. Die Wissenschaftler kamen zu dem Ergebnis, daß bei Frauen über 50 Jahren, die eine bis sechs Tabletten Aspirin in der Woche (à 325 mg) einnahmen, das Risiko für einen Herzinfarkt statistisch signifikant verringert war. Verglichen wurde dies mit Frauen, die kein ASS einnahmen. Diese Untersuchung ist die erste über die primäre Prävention des Herzinfarkts bei Frauen. Die Daten wurden per Fragebogen gewonnen.

Was haben die Ärzte aus dieser Untersuchung gelernt? Welche Konsequenzen ergeben sich? Personen, die Herzinfarkt-gefährdet sind, sollten prophylaktisch Aspirin einnehmen. Jeder, der wirklich meint, einen Herzanfall zu erleiden, sollte nach Rücksprache mit seinem Hausarzt oder seinem Herzspezialisten eine Aspirin-Tablette einnehmen. Hausärzte sollten immer dann eine niedrig dosierte Aspirin-Behandlung einleiten, wenn sie Patienten wegen Verdachts auf Myokardinfarkt stationär einweisen. Auf der Jahrestagung der amerikanischen Kardiologengesellschaft 1991 in Atlanta erklärten britische und amerikanische Herzspezialisten Azetylsalizylsäure (in einer Dosierung von 160–250 mg; mindestens aber 160 – diese entspricht einer halben Tablette Aspirin® oder ASS®) zum unentbehrlichen Notfallmedikament beim akuten Herzinfarkt. Aspirin kann dabei als Tablette oder intravenös (Aspisol®) zugeführt werden. In dieser Dosierung sind kaum Nebenwirkungen, insbesondere nicht eine erhöhte Blutungsgefahr, zu erwarten. Wer diese simple und effektive Therapie nicht nutzt, handelt in den Augen der kardiologischen Experten unverantwortlich.

Ballondilatation bei Herzkranzgefäßverengung

Die Behandlung der Angina pectoris aufgrund von Verengungen der Herzkranzgefäße war lange Zeit nur mit Medikamenten und mit Bypass-Operationen durch den Herzchirurgen möglich.

Die erste erfolgreiche Aufdehnung einer verengten Herzkranzarterie bei einem 38jährigen Schweizer im Kantonspital in Zürich durch den deutschen Arzt und Kardiologen Dr. ANDREAS GRÜNTZIG mittels eines Ballonkatheters veränderte die Welt der Herzspezialisten: Heute ist die Ballondilatation von Verengungen der Herzkranzgefäße eine Standardmethode zur Behandlung der Angina pectoris. Inzwischen wird die Ballondilatation, die unter Kardiologen als **P**erkutane **T**ransluminale **C**oronare **A**ngioplastie (PTCA) bezeichnet wird, bereits häufiger durchgeführt als Bypass-Operationen. Diese revolutionierende Methode konnte bereits vielen Tausenden von Patienten eine Bypass-Operation ersparen.

A. GRÜNTZIG lernte 1969 bei einem Arbeitskreis in Frankfurt, der sich mit Gefäßkrankheiten beschäftigte, die von den amerikanischen Radiologen (Röntgenfachärzte) DOTTER und JUDKINS in den sechziger Jahren erstmals beschriebene Methode zur mechanischen Erweiterung und Eröffnung verengter Gefäße mit einem Katheter kennen. Er entwickelte 1974 einen doppellumigen Ballonkatheter, mit dem er zunächst Verengungen der Becken-Bein-Arterien bei Patienten mit Raucherbein bzw. »Schaufensterkrankheit« aufdehnte.

Nach der ersten erfolgreichen Erweiterung einer Herzkranzarterie am 16. September 1977 hat die PTCA erst nach und nach Einzug in die kardiologischen Abteilungen gehalten. Leider starb der Pionier der Ballondilatation viel zu jung bei einem tragischen Flugzeugunglück in den USA.

Durchführung der Ballondilatation

Die perkutane transluminale coronare Angioplastie ist im Grunde eine Weiterentwicklung der röntgenologischen Darstellung der Herzkranzgefäße (sog. Koronarangiographie).

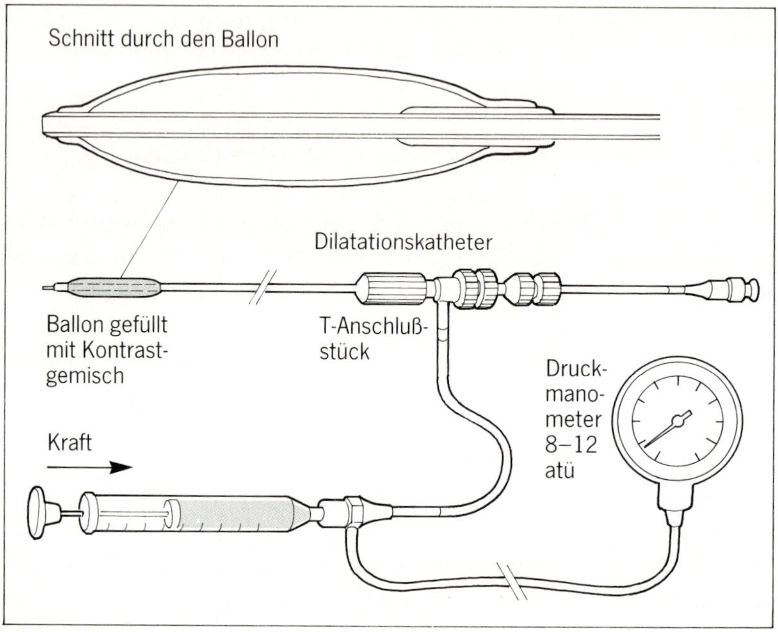

Abb. 39 Ballonkatheter

Die Abb. 39 zeigt schematisch den Ballonkatheter zur Durchführung der Gefäßerweiterung. Wie bei der Herzkatheteruntersuchung wird mit einem Führungskatheter dieser Ballonkatheter erschlafft in das verengte Herzkranzgefäß eingebracht.

Die Abb. 40 a/b zeigt im Schema eine hochgradige Verengung an der linken Koronararterie. In der Regel wird der in den Bereich der Verengung Ballon mehrfach mit steigendem Drucken (3–12 bar = atmosphäre) aufgeblasen für 30–60 sek. (Abb. 40 d).

Dadurch wird eine zunehmende Aufdehnung der Herzkranzarterie erreicht. Der gesamte therapeutische Eingriff kann zu jedem Zeitpunkt vom Therapeuten (und am Monitor auch vom Patienten) kontrolliert und gesehen werden. Nur selten verspürt der Patient beim Dehnen des Gefäßes einen Brustschmerz, der meist nach Ablassen des Druckes schnell wieder verschwindet. Nach der Entfernung des Ballonkatheters ist das arteriosklerotische Material in die Gefäßwand gepreßt und die Verengung verschwunden.

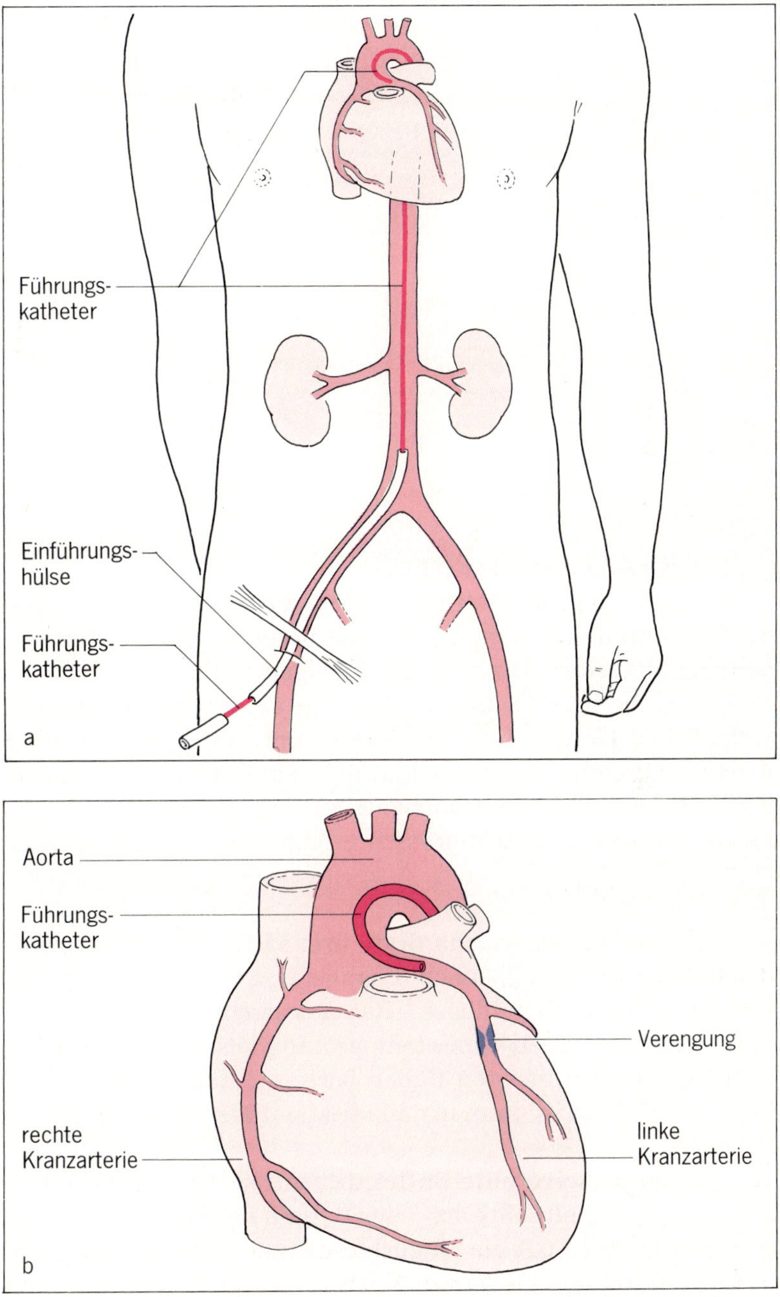
Führungs-
katheter
Einführungs-
hülse
Führungs-
katheter
a
Aorta
Führungs-
katheter
Verengung
rechte
Kranzarterie
linke
Kranzarterie
b

Abb. 40 a/b

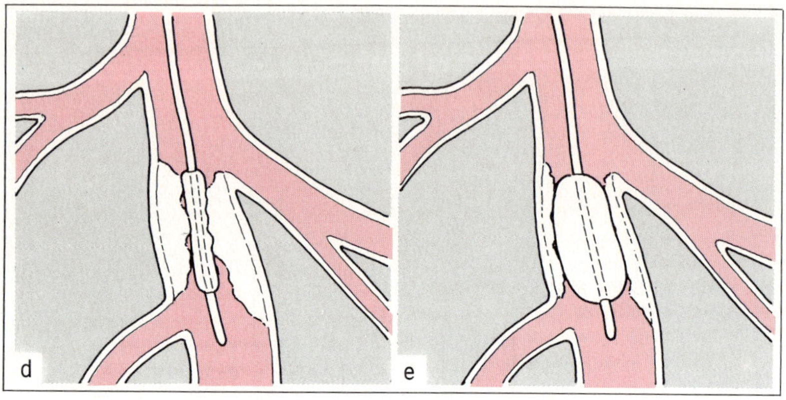

Abb. 40 d/e

Erfolgsrate der PTCA

Ca. 40 Prozent der Patienten, die früher allesamt operationsbedürftig waren, können heute mit dieser neuen Methode erfolgreich behandelt werden. Die primäre Erfolgsrate liegt heute, bedingt durch erfahrene Ärzteteams und auch infolge einer starken Verbesserung des technischen Geräts, bei über 90 Prozent. Meist werden die Patienten nach erfolgreicher Katheterdilatation beschwerdefrei. Auch die vor der Katheterbehandlung oft nachgewiesenen krankhaften Veränderungen im Belastungs-EKG treten nach erfolgreicher Gefäßerweiterung nicht mehr auf.

Die Wiederverschlußrate drei Monate nach der PTCA liegt je nach Zentrum und je nach Lokalisation der Verengung bei 20–30 Prozent. Neue Verschlüsse (Rezidivverschlüsse) führten bei vielen Patienten wieder zu typischen pectanginösen Beschwerden, die der Patient ja in den meisten Fällen bereits genau kennt. Eine Wiederholung einer PTCA ist dann in den meisten Fällen möglich.

Wann wird eine Ballondilatation durchgeführt?

Prinzipiell sollte vor jeder Bypass-Operation geprüft werden, ob auch mit einer PTCA die Möglichkeit einer lumeneröffnenden Therapie besteht. Durch die modernen Kathetersysteme kann nahezu jede Engstelle am Herzkranzgefäßsystem erreicht werden.

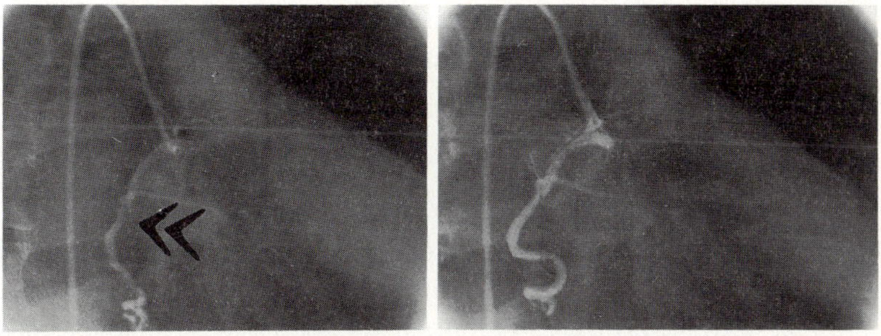

a b

Abb. 41 a zeigt die bei einem 45jährigen Patienten im Röntgenkontrast dargestellte über 95%ige Verengung der rechten Coronararterie (Pfeil).

b zeigt das mittels eines Ballons wiedereröffnete Gefäß. Die Einengung ist weitgehend beseitigt. Der Patient wurde nach dem Eingriff völlig beschwerdefrei.

Während früher nur Eingefäßerkrankungen (Befall eines der drei Herzkranzgefäßäste) dilatiert worden sind, werden heute fast ausschließlich Patienten mit Verengungen zweier Gefäße behandelt. Sind alle drei Hauptstämme betroffen, so kann die Angioplastie gelegentlich trotzdem durchgeführt werden, obgleich die sog. »koronare Dreigefäßerkrankung« nach wie vor eine Domäne der Herzchirurgie ist.

Komplikationen können beherrscht werden

In einem bis zwei Prozent der Eingriffe verschlechtert sich die Durchblutung des Herzmuskels, weshalb bei der Dilatation immer ein herzchirurgisches Operationsteam und ein leerer Operationssaal bereitstehen muß (»stand-by«). Bei schwerer Gefäßwandschädigung kann es zu einer Dissektion (Aufreißen einzelner Schichten) der Gefäßwand kommen, deren Abheilung bis zu einem halben Jahr dauern kann. Insgesamt liegt die Rate der Letalität einer Dilatation bei einem Prozent, die Rate der auftretenden Herzinfarkte bei etwa 4 Prozent.

Langzeit-Ergebnisse: Plättchenfunktionshemmer unentbehrlich!

Längerfristige koronarangiographische Kontrolluntersuchungen haben gezeigt, daß sich beim Offenbleiben der Herzkranzgefäße in den ersten Wochen nach der Aufdehnung über Jahre hinweg die gleiche Verengung nicht wieder ausbildet.

Eine entscheidende Rolle spielt dabei aber die Änderung des risikoreichen Lebensstils des Patienten. Noch bestehende Risikofaktoren müssen bekämpft werden. Insbesondere muß das Rauchen kompromißlos eingestellt werden.

Von großer Bedeutung ist auch die Langzeitbehandlung mit einem Plättchenfunktionshemmer. Meist kommt Aspirin zum Einsatz. Der Druck des Ballons führt häufig zu einer Verletzung der Gefäßinnenhaut (Endothel) und zu einem Zerreißen des Arteriosklerose-Beetes (»Plaque«). Dies fördert die Bildung eines Gerinnsels. Die Behandlung mit Aspirin kann den Grad der Plättchenablagerung und der Gerinnsel an der Gefäßwand beträchtlich einschränken. Es ließ sich zwar noch nicht nachweisen, daß Plättchenfunktionshemmer wie Aspirin die langfristigen Raten an Wiederverengungen reduzieren können, doch gibt es eindeutige Hinweise darauf, daß Aspirin die Zusammenballung der Blutplättchen in den Tagen nach der Katheterdilatation und die Zahl der Herzinfarkte, die mit dem Verfahren zusammenhängen, tatsächlich senkt.

Während nach einer Bypass-Operation die Therapie mit einem Plättchenfunktionshemmer bereits wenige Stunden nach der Operation selbst begonnen wird (durch Injektion), empfiehlt es sich bei der Katheterdilatation, die Aspirin-Therapie bereits zwei Tage vor der PTCA einzuleiten.

Wenn eine Bypass-Operation erforderlich ist

Die Herzchirurgie, insbesondere die Chirurgie der Herzkranzgefäße haben die Behandlung der koronaren Herzkrankheit revolutioniert. Wesentlicher Ansporn für die Entwicklung neuer Operationsverfahren zur Revaskularisierung des durchblutungsgestörten Herzmuskels war die relativ schlechte Prognose der Koronarpatienten und insbesondere die Hoffnung, die Lebensqualität und Lebenserwartung der betroffenen Patienten auf chirurgischem Weg verbessern zu können.

Am Anfang der Geschichte der Bypass-Chirurgie standen die sog. indirekten Bypass-Verfahren. 1950 pflanzte VINEBERG erstmals eine aus der Brust herauspräparierte Arterie, die sog. Arteria mamma-

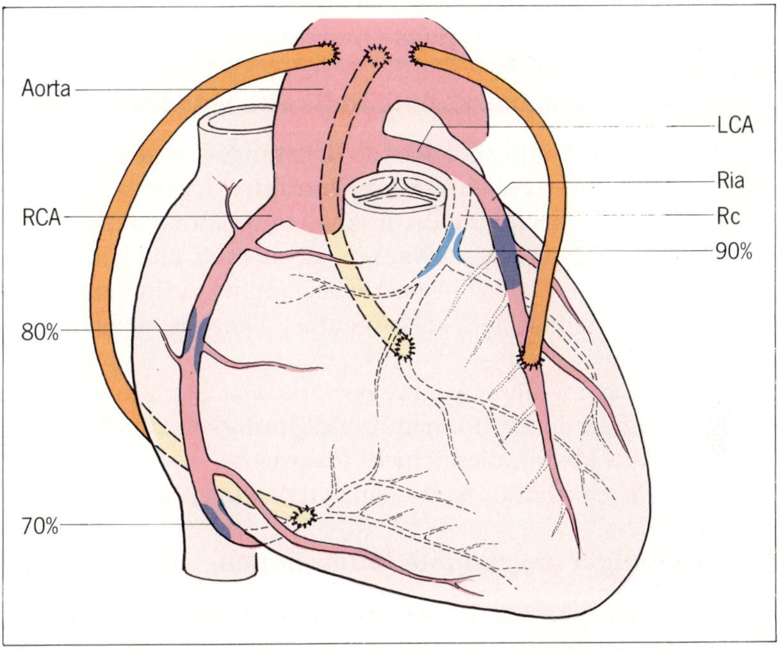

Abb. 42 Schematische Darstellung eines Herzens mit einem Gefäßverschluß im Bereich der rechten Herzkranzarterie (RCA) und zwei hochgradige Einengungen in Ästen der linken Kranzarterie (LCA). Drei aortokoronare Bypasses überbrücken die erkrankten Stellen

ria interna, direkt in den Herzmuskel. Diese Operationstechnik wurde in tausenden von Fällen angewendet. Die Vineberg-Operation wurde allerdings von Anfang an stark kritisiert. Seit ab Mitte bis Ende der sechziger Jahre systematisch Bypässe aus Beinvenen angelegt werden, wurde die Methode völlig verlassen. Die Aorto-Coronare-Bypass-Operation (ACB) wurde anfangs insbesondere von den konservativen Ärzten sehr skeptisch und mißtrauisch beobachtet. Vor allem die hervorragenden Ergebnisse, die chirurgisch bei sog. Hauptstammstenosen (Verengungen des linken Hauptkoronargefäßes unmittelbar nach Abgang aus der aufsteigenden Brustschlagader) erzielt wurden, lassen heute die koronarchirurgischen Maßnahmen wieder in einem optimistischen Licht erscheinen.

Es ist unbestritten, daß die aorto-koronaren Bypass-Operationen über 85% aller Patienten von ihren Angina-pectoris-Beschwerden befreien. Damit verbessern diese Eingriffe die Lebensqualität der

Wann ist eine Bypass-Operation erforderlich?

Allgemein anerkannte Indikationen (Anzeigen)

1. Stabile (gleichbleibende Brustenge) und instabile Angina pectoris (zunehmender Charakter der Brustenge) bei über 50% Verengung der linken Hauptstammarterie.
2. Brustenge-Beschwerden, die das tägliche Leben des Patienten wesentlich beeinträchtigen und die auf eine mindestens dreimonatige medikamentöse Therapie nicht angesprochen haben.
3. Sog. instabile Angina pectoris, also Symptome der Brustenge, die an Intensität und Häufigkeit zunehmen und die auf Medikamente nicht anspricht.
4. Wiederholtes Auftreten von Angina pectoris

Weniger anerkannte Indikationen

1. Geringe Angina pectoris, wenn mehrere Koronararterien verengt sind
2. Symptomlose Patienten mit einer mehr als 50%igen Verengung des linken Koronararterienhauptstammes

Wann sollen Bypass-Operationen nicht durchgeführt werden?

1. Beim akuten Herzinfarkt
2. Herzleistungsschwäche durch Vernarbung des Herzmuskels
3. Schwere die Lebenserwartung einschränkende Erkrankungen

betroffenen Patienten entscheidend. In vielen Fällen ist dies auch die Voraussetzung für eine berufliche Rehabilitation (Abb. 42).

Über die Frage, wann eine Bypass-Operation erforderlich ist, hat sich eine 1977 in Den Haag von der Weltgesundheitsorganisation (WHO) einberufene Expertenkommission beraten. Die dort verabschiedeten Richtlinien haben weitgehend auch heute noch Gültigkeit.

Natürlich müssen Begleitleiden wie Lungenerkrankungen und Gehirndurchblutungsstörungen sowie der Allgemeinzustand bei der Indikationsstellung zur Operation mit in die Entscheidung einbezogen werden.

Hohes Alter: keine Kontraindikation für Bypass-Operationen!
Die zunehmende Überalterung der Bevölkerung macht es nötig, die Notwendigkeit für aorto-koronare Bypass-Operationen neu zu überdenken. Auch Achtzigjährige können – wenn auch mit etwas höherem Risiko – durch diesen Eingriff von ihren Beschwerden befreit werden.

Dies zeigt eine neue Statistik aus der Mayo-Klinik in Rochester. In den Jahren zwischen 1977 und 1989 erhielten dort 159 Patienten, die über 80 Jahre alt waren, eine Bypass-Operation. Die Sterblichkeit im Krankenhaus lag bei diesen alten Patienten nur geringgradig über der bei jüngeren Patienten. Die mittlere Verweildauer im Krankenhaus lag bei 10 Tagen.

Verhüten Bypass-Operationen Herzinfarkte oder wirken sie gar lebensverlängernd?
Darüber gehen die Meinungen weit auseinander. Dies hängt vor allem damit zusammen, daß immer noch zuwenige klinische Untersuchungen zu dieser Frage vorliegen. Ursache dafür sind nicht zuletzt die guten Ergebnisse der konservativen medikamentösen Therapie (mit Nitraten, Betarezeptorenblockern und sog. Kalziumantagonisten), die zu einer hohen Überlebensrate der Patienten mit Belastungs-Angina führt.

Keine Zweifel über die günstigen operativen Ergebnisse gibt es dagegen beim Vorliegen einer Verengung der linken Hauptkranzarterie am Abgang aus der aufsteigenden Brustschlagader (sog. Hauptstammstenose). Hier verbessert die Bypass-Operation die Überlebensrate der operierten Patienten eindeutig. Auch bei einer sog. Dreigefäßerkrankung (also wenn alle drei Kranzgefäße befallen sind) scheint die Bypass-Operation die Sterblichkeitsrate zu verringern.

Die Bypass-Operation dauert heute je nach Schwere der Erkrankung zwei bis drei Stunden. Sie erfolgt mit Hilfe der Herz-Lungen-Maschine am stillstehenden Herzen. Nach zwei Tagen kann der Patient schon wieder aufstehen und im Zimmer umhergehen. In der Regel erfolgt die Entlassung des Patienten aus der Klinik zwei bis drei Wochen nach der Operation. Die operative Sterblichkeit liegt bei ein bis zwei Prozent. Sie kann auf nahezu 10 Prozent ansteigen, wenn zusätzlich eine Aorten- oder Mitralklappenersatzoperation durchgeführt wird oder wenn eine Herzausbuchtung (Herzwandaneurysma) ausgeschnitten werden muß.

Wie lange bleiben Bypässe offen?

Es hat sich gezeigt, daß bei Verwendung von körpereigenem Venenmaterial (Entnahme der Vene aus den Beinen, seltener Armen) oder unter Verwendung der inneren Brustwandarterie (sog. A. mammaria interna) die Offenheitsrate der Bypässe deutlich verbessert wird. Mehr als 80% der Venenbypässe sind nach einem Jahr noch offen, nach dem ersten postoperativen Jahr ist die Anzahl der weiteren Bypassverschlüsse gering, nämlich im Durchschnitt 2% pro Jahr. Die Offenheitsrate der Mammaria-interna-Bypässe liegt nach einem Jahr bei über 90%.

Aspirin hält den Bypass offen

Es ist bislang nicht völlig geklärt, ob die Nachbehandlung nach einer Bypass-Operation mit Cumarinabkömmlingen wie Marcumar erfolgten sollte, oder ob die Gabe von Aspirin ausreichend ist. Studienberichte aus den letzten Jahren lassen den Schluß zu, daß die Gesamtverschlußrate einen Rückgang erkennen läßt seit dem Einsatz einer Nachbehandlung mit Marcumar. In der Regel wird heute der operierte Patient nach wenigen Tagen bereits auf ein Aspirinpräparat umgestellt. Inwieweit die Plättchenfunktionshemmer wie Aspirin den Cumarinabkömmlingen gleichwertig oder gar überlegen sind, kann zum jetzigen Zeitpunkt noch nicht gesagt werden.

Maßnahmen zur Behandlung der Herzleistungsschwäche

Bei der Herzleistungsschwäche bzw. Herzschwäche (Herzinsuffizienz) ist der Herzmuskel aus unterschiedlichen Gründen nicht mehr in der Lage, eine für die Bedürfnisse des Organismus ausreichende Blutmenge zu fördern.

Herzleistungsschwäche ist keine Diagnose, sondern ein Krankheitszeichen. Als Ursachen kommen mehrere Krankheiten in Frage, z. B.:

- Ernährungsstörung des Herzmuskels durch Verkalkung der Herzkranzgefäße (Koronarsklerose oder koronare Herzkrankheit)
- Untergang von Herzmuskelzellen, z. B. durch Herzinfarkt
- Herzklappenfehler oder Herzmißbildungen.
- Herzwandausbuchtung (Aneurysma)
- Herzrhythmusstörungen (z. B. Tachykardie = zu schneller Puls > 100 Schläge/Min. in Ruhe oder Bradykardie = zu langsamer Puls < 60 Schläge/Min.
- Störungen der Herzmuskeltextur mit starker Herzerweiterung = »Kardiomyopathie«
- länger bestehender Bluthochdruck
- Schilddrüsenüberfunktion
- Chronische Herzmuskelentzündung

Krankheitszeichen der Herzleistungsschwäche sind:

- Herzvergrößerung (siehe Abb. 42)
- Müdigkeit und Abgeschlagenheit
- »Wasser in den Beinen« (sog. Ödeme)
- Gestaute dicke Halsvenen (Abb. 43)
- Atemnot und schneller Puls
- oft hartnäckiger Husten

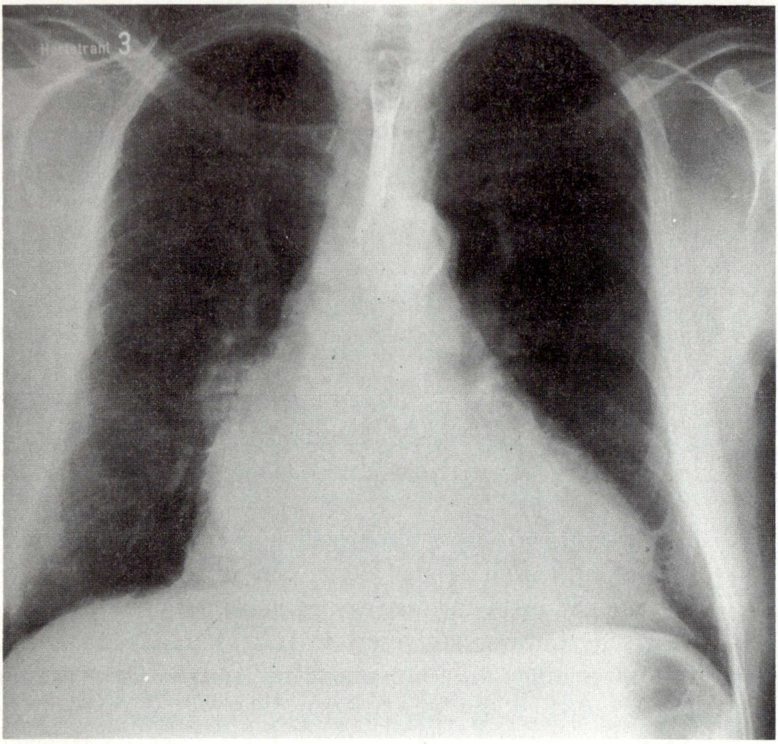

Abb. 43 Starke Herzvergrößerung bei Patienten mit Herzschwäche bei koronarer Herzkrankheit

Im Vordergrund der Therapie steht, falls möglich, die Beseitigung der Hauptursache durch Herzklappenoperation, Bypassoperation bzw. Senkung des erhöhten Blutdrucks, Behandlung von Rhythmusstörungen. Erst dann schließen sich die immer nur symptomatischen Maßnahmen des Syndroms Herzschwäche an. Sie gliedern sich in

- Allgemeine und diätetische Maßnahmen
- Medikamente zur Entwässerung und Gefäßerweiterung
- Behandlung mit Digitalisglykosiden
- Gerinnungshemmende Medikamente

Abb. 44
Venenstauung am Hals
bei Herzschwäche

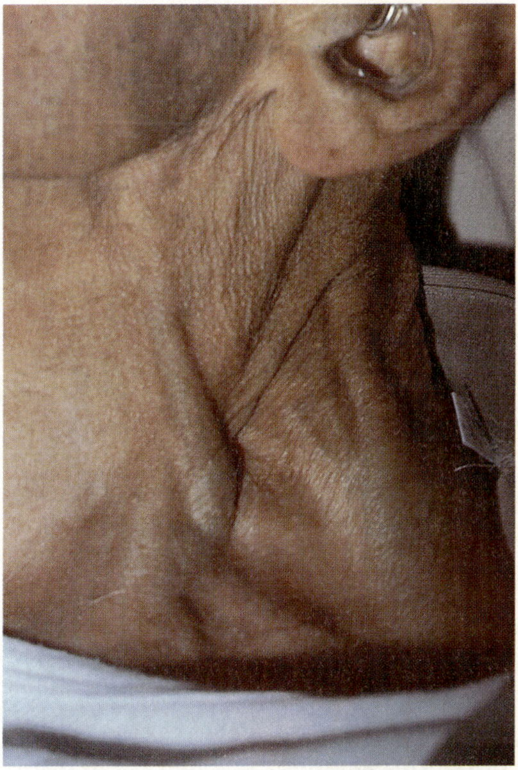

Zu den **Allgemeinmaßnahmen** gehört die körperliche Schonung (»Lehnstuhlbehandlung«, Bettruhe ist in den meisten Fällen nicht erforderlich) sowie Gewichtsnormalisierung und eine kochsalzarme Diät.

Ferner sind **Medikamente** erforderlich, die die Pumpkraft des Herzens steigern bzw. die Belastung des Herzens senken. Dazu gehören die Diuretika (harntreibende Mittel). Sie vermindern das Flüssigkeitsvolumen in den Gefäßen und senken die Füllungsdrucke der Herzkammern.

Moderne gefäßerweiternde Medikamente, wie die Angiotensin-Konversionshemmer (ACE-Hemmer), führen zu einer Erweiterung der Blutgefäße und senken damit die Pumparbeit des Herzens. Zu dieser

Gruppe von Medikamenten gehören auch die Nitrate, die das Herz über eine Erweiterung vorwiegend der Venen entlasten.

Die sehr gut bekannten und seit langem eingesetzten Abkömmlinge des Fingerhuts, die Digitalisglykoside, spielen heute nicht mehr eine so große Rolle wie früher. Sie werden bei chronischer Herzleistungsschwäche nur dann eingesetzt, wenn ein schneller arrhythmischer Puls bei Vorhofflimmern vorliegt.

Warum ist bei Herzschwäche eine Gerinnungshemmung erforderlich?

Patienten mit akuter und chronischer Herzschwäche neigen zu thromboembolischen Komplikationen. Durch die verschlechterte Pumpleistung des Herzens fließt das Blut langsamer in den Venen herzwärts zurück. Dies fördert die Gerinnselbildung in den Venen. Beinvenenthrombosen und Lungenembolien sind sehr viel häufiger. Hinzu kommt meistens noch die relative Immobilisierung der Patienten.

Diese Patienten müssen im Sinne einer primären Thromboseprophylaxe gerinnungshemmend behandelt werden. Dazu bieten sich Heparin-Infusionen oder -Spritzen an (2–3mal 5000–7500 I. E. Heparin/24 Stunden oder niedermolekulares Heparin einmal täglich), ferner orale Antikoagulanzien vom Dikumarin-Typ.

Schwere Herzleistungsschwäche bei Kardiomyopathie

Es handelt sich dabei um eine Erkrankung der Herzmuskelzellen, die bei der herzerweiternden Form dieser Erkrankung zu einer massiven Herzvergrößerung mit allen klinischen Zeichen einer Herzschwäche führen kann Abb. 45. Die Entstehung ist noch weitgehend unbekannt. Männer sind häufiger betroffen als Frauen; die Krankheit endet meist tödlich. Wenn die Herzleistungsschwäche medikamentös nicht beherrschbar ist, kommt und als Ultima ratio eine Herztransplantation in Frage.

In jedem Fall ist eine gerinnungshemmende Langzeitbehandlung mit Heparin bzw. oraler gerinnungshemmender Behandlung erforderlich.

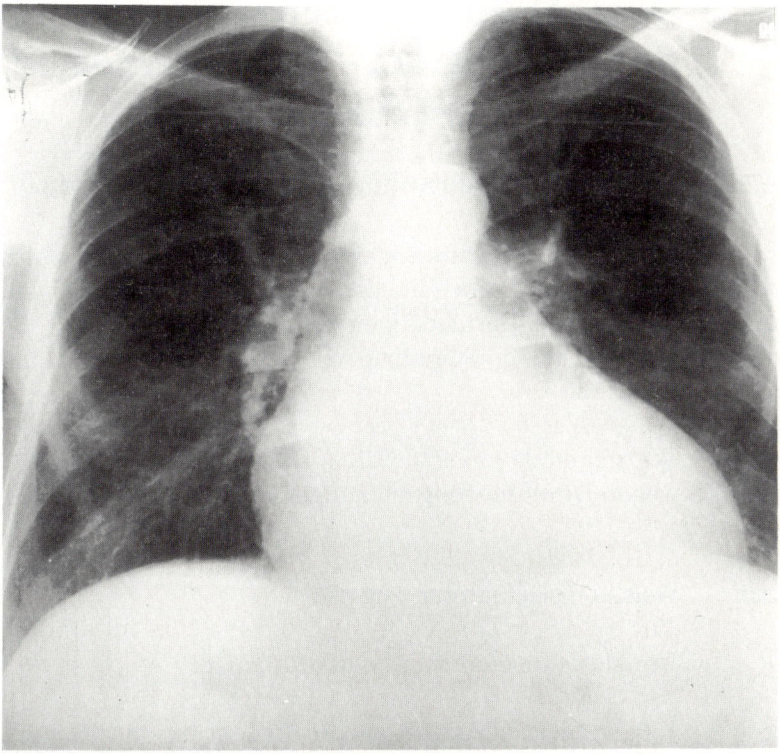

Abb. 45 Stark vergrößertes Herz bei 45jährigem Patienten mit schwerer Herzleistungsschwäche bei Kardiomyopathie

Durchblutungsstörungen der Beinarterien – Beschwerden, Ursachen und Diagnose

»Schaufensterkrankheit« und »Raucherbein«

Unter den Erkrankungen der Arterien ist die arterielle Verschlußkrankheit der Beine eine der häufigsten Erkrankungen. Reihenuntersuchungen an Berufstätigen ergaben in 2% der 45–54jährigen und in über 6% der 55–64jährigen arteriosklerotische Ablagerungen der Beinarterien.

Wir gehen davon aus, daß in Deutschland ca. 30–40 000 Beine jährlich wegen Durchblutungsstörungen amputiert werden müssen.

Welche Risikofaktoren gibt es?

Der Hauptrisikofaktor ist das Rauchen!

Wegen der herausragenden Bedeutung des Zigarettenrauchens für die Entstehung von Durchblutungsstörungen der Beine wird diese Erkrankung auch »Raucherbein« genannt.

Allein durch Zigarettenrauchen können junge Männer und Frauen schon in frühen Jahren Gefäßverschlüsse in den Becken- und Beinarterien bekommen (Abb. 46).

Wichtige Risikofaktoren:

- inhalatives Rauchen
- Zuckerkrankheit (Diabetes mellitus)
- Bluthochdruck
- hohe Blutfettwerte

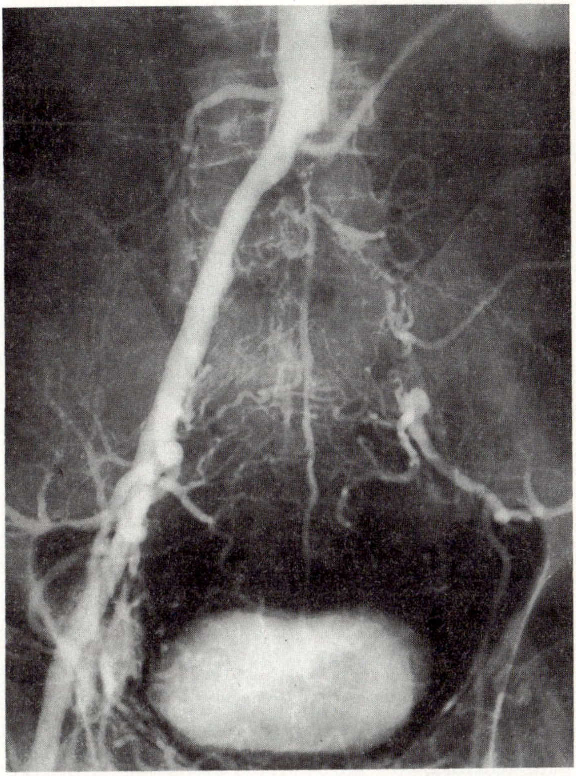

Abb. 46
40jähriger Patient, der seit dem 17. Lebensjahr tgl. 40–60 Zigaretten rauchte

Arterielle Verschlußkrankheit der Beine

Die Verengung oder der Verschluß einer oder mehrerer Arterien führt zu einer Mangeldurchblutung der Hüftmuskulatur, Oberschenkelmuskulatur oder Wadenmuskulatur. Die Verschlußkrankheit verläuft klassischerweise in 4 Stadien ab:

Stadium I:
Der Patient hat keine Beschwerden. Bei einer Routinekontrolle fällt zufällig eine verminderte Durchblutung der Beine auf. Arterienpulse an den Beinen sind nicht tastbar, oder der Blutdruck an den Beinen ist geringer als im Körperkreislauf. Nicht selten ist beim Mann die erektile Impotenz erstes Zeichen für Gefäßveränderungen im Beckenbereich.

Stadium II: *Schmerzen beim Gehen*

In diesem Stadium treten erst beim Gehen einer gewissen Wegstrecke krampfartige Schmerzen in den Waden auf, die zum Anhalten zwingen. Dies ist Zeichen dafür, daß während der Muskelbelastung keine ausreichende Sauerstoffzufuhr gewährleistet ist. Es kommt zu Muskelschmerzen. Nach einer Ruhepause, wenn die Muskulatur genügend Sauerstoff angeboten bekommt, verschwinden die Schmerzen wieder. Wegen des häufigen Stehenbleibens wird die Erkrankung deshalb auch intermittierendes Hinken (claudicatio intermittens) genannt. Um die Krankheit bei aufgetretenen Schmerzen zu kaschieren, bleiben manche Patienten vor Schaufenstern stehen, um scheinbar interessiert die Auslagen zu betrachten, was zu dem Namen »Schaufensterkrankheit« führte.

Stadium III: *Schmerzen bereits in Ruhe*

Reicht die Sauerstoffversorgung des Muskels auch in Ruhe nicht mehr aus, so kommt es zu Ruheschmerzen, die vor allem nachts bei Hochlagerung der Beine auftreten. Viele Patienten können die Schmerzen dadurch lindern, daß sie aufstehen und herumgehen oder das betroffene Bein von der Bettkante herabhängen lassen. Der dadurch erreichte erhöhte hydrostatische Druck kann häufig die Beschwerden lindern. In diesem Stadium verändert sich auch sichtbar und fühlbar die Haut des Fußes, der Fuß wird weiß, farblos, zum Teil treten landkartenförmige Rötungen als Zeichen der verminderten Durchblutung auf.

Stadium IV: *Geschwüre*

In diesem Stadium ist das Bein amputationsgefährdet. Es kommt zum Auftreten nicht abheilender Geschwüre, zur Schwarzverfärbung und Mumifizierung einzelner Zehen oder des gesamten Vorfußes (Abb. 46).

Häufig leiden die Patienten unter stärksten Schmerzen, und eine Infektion in diesem Bereich kann lebensbedrohlich werden, wenn sie nicht rechtzeitig behandelt wird.

Werden jetzt keine Maßnahmen zur Verbesserung der Durchblutung unternommen, bleibt häufig nur noch die Amputation.

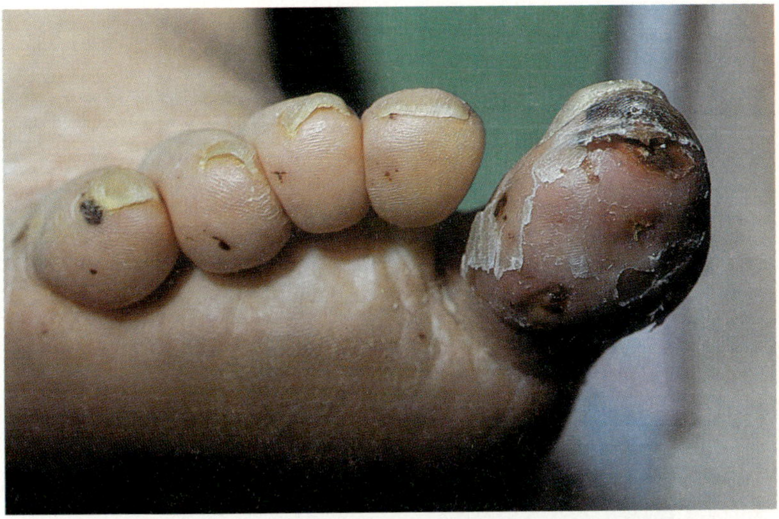

Abb. 47 Gewebeuntergang mit Schwarzverfärbung der großen Zehe bei arteriellen Durchblutungsstörungen im Stadium IV

Wie wird die richtige Diagnose gestellt?

Am Anfang jeder Diagnose steht das ärztliche Gespräch. Aus der Beschreibung der Beschwerden können schon viele Hinweise auf eine Durchblutungsstörung gewonnen werden.

Das Tasten der arteriellen Pulse des Beines und das Auskultieren der Gefäße mit einem Stethoskop bestätigen häufig schon die Verdachtsdiagnose.

Mit einem speziellen Meßgerät und anhand aufblasbarer Blutdruckmanschetten können die Pulsschwankungen (Oszillogramm), die durch das einströmende Blut verursacht werden, sichtbar gemacht werden.

Ist der Blutdruck am Knöchel dann noch geringer als am Arm, kann man von signifikanten Veränderungen der Becken-Beingefäße ausgehen.

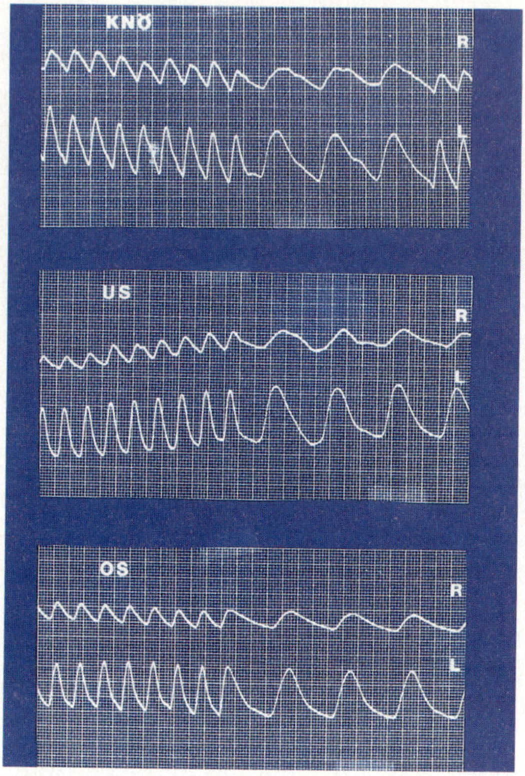

Abb. 48 Oszillogramm mit Ableitung am Knöchel (Knö), Unterschenkel (US) und am Oberschenkel (OS). Jeweils die obere der beiden Kurven entspricht dem rechten Bein. Hier zeigen sich verminderte Ausschläge und damit eine verminderte Durchblutung an

Besteht nach diesen Untersuchungen der dringende Verdacht auf eine arterielle Verschlußkrankheit der Beine, sollte eine röntgenologische Kontrastmitteluntersuchung der Becken-Beingefäße, eine sogenannte Angiographie, durchgeführt werden.

Mit dieser Untersuchung kann der gesamte Gefäßbaum dargestellt werden. Verengungen oder Verschlüsse der Gefäße können dann beurteilt und die beste Therapie ausgewählt werden.

Welche Gefäße werden befallen?

Am häufigsten sind die Oberschenkelarterien befallen (31%). Am zweithäufigsten kommen Veränderungen in der Beckenetage (11%) und dies besonders bei schweren Rauchern vor. Gefäßverengungen in diesem Bereich können Symptome in Form von Hüftschmerzen unter Belastung verursachen. Diese Beschwerden werden häufig als Beschwerden einer Hüftgelenksarthrose verkannt und so behandelt. Auch männliche Impotenz kann durch Gefäßveränderungen im Bekkenbereich verursacht werden.

Von Unterschenkelverschlüssen (5%) sind vor allem Diabetiker und Patienten mit sog. Thrombangiitis obliterans (BUERGER'sche Krankheit), einer allergischen Reaktion des Gefäßsytems auf Zigarettenrauch, befallen.

BUERGER-Syndrom: »Allergie« gegen Zigarettenrauch

Ein schweres Krankheitsbild, das meist junge Männer, häufig aus dem Mittelmeerraum oder Osteuropa, befällt und das wahrscheinlich direkt durch Zigaretteninhaltsstoffe hervorgerufen wird, ist das sogenannte BUERGER-Syndrom. Diese schwere Gefäßkrankheit sehen wir allerdings auch in Deutschland immer häufiger.

Gefäßentzündungen in den kleinen Arterien der Unterschenkel und Unterarme führen zu völligen Gefäßverschlüssen.

Leider gelingt gerade bei diesen Patienten selten die Raucherentwöhnung. Wir kennen Patienten, die nach Fingeramputation ihre Zigaretten in Notenständern festklemmten, um weiterrauchen zu können.

Da bei diesen Patienten häufig eine Operation nicht durchführbar ist oder nach Bypass-Operationen in einem höheren Prozentsatz als bei anderen Patienten Bypass-Verschlüsse auftreten, bleibt zur Rettung des Beines vor einer Amputation nur die medikamentöse Therapie.

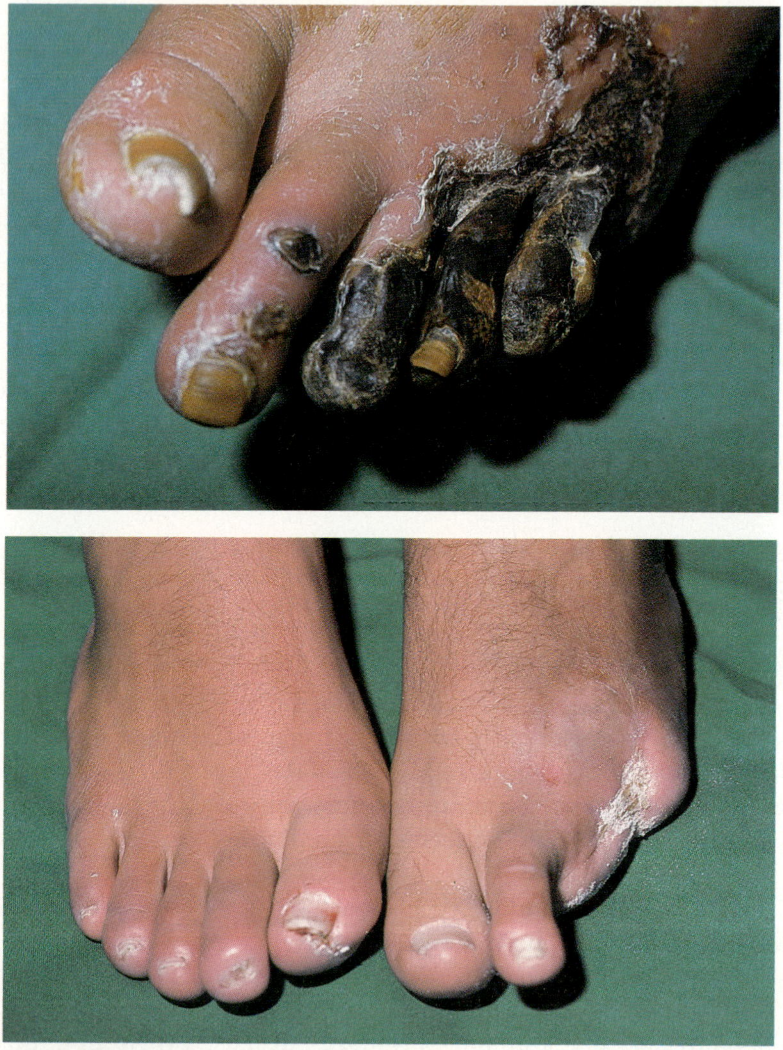

Abb. 49 a) vor Amputation
b) nach Amputation
Vorfußgangrän bei einem 26jährigen Studenten, der »nur« 20–25 Zigaretten pro Tag rauchte. Nach einer Teilamputation, Aufgabe des Rauchens und intensiver medikamentöser Therapie spielt der Patient heute wieder Fußball

Im akuten Schub kann auch Kortison vor allem bei Venenentzündungen hilfreich sein. Zur Durchblutungsverbesserung werden auch moderne gefäßerweiternde Substanzen wie z. B. die Prostaglandine (Prostavasin®) eingesetzt.

Embolie: verschleppte Blutgerinnsel

Abgesehen vom arteriosklerotischen Befall der Beingefäße kann es auch durch Verschleppung von Blutgerinnseln aus dem Herzen, aus geschwürartigen Gefäßablagerungen oder aus Gerinnseln einer pathologisch erweiterten Bauchschlagader oder Beckengefäßen (Aneurysma) zu einem embolischen Verschluß von Beingefäßen, häufig im Bereich des Unterschenkels, kommen.

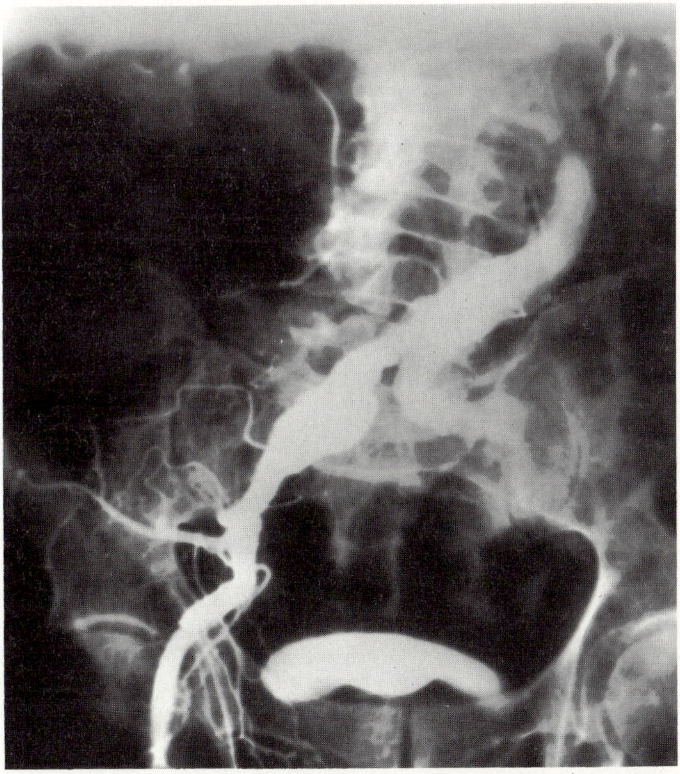

Abb. 50 Sackförmige Ausweitung (Aneurysma) der rechten Beckenarterie, hier können sich wandständige Gerinnsel bilden, die, dem Blutstrom folgend, in die Peripherie verschleppt werden können

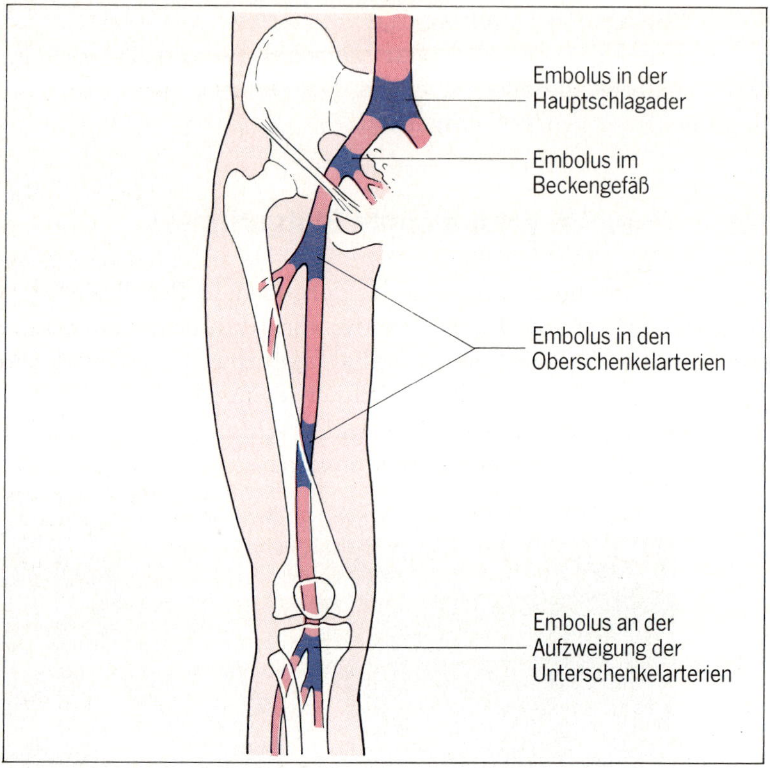

Abb. 51 Beispiel für Emboluslokalisation an der unteren Extremität

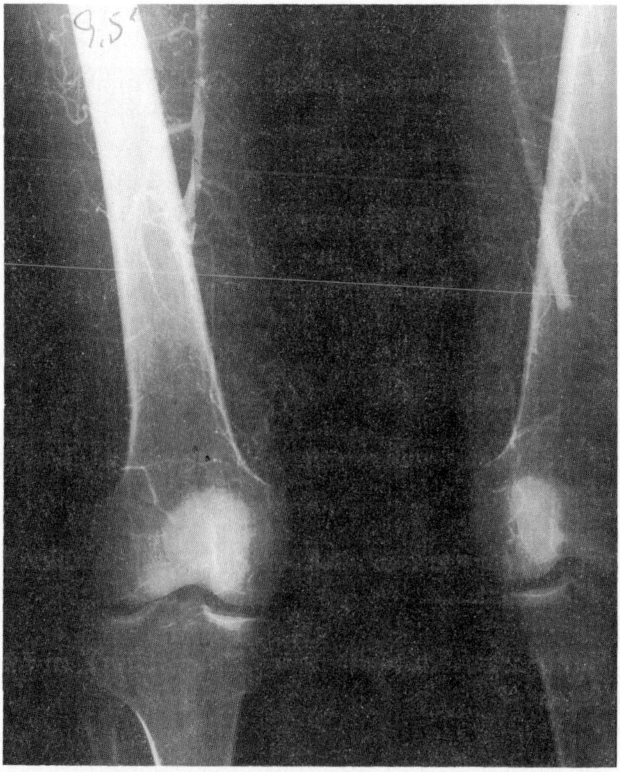

Abb. 52 Akuter Verschluß zweier Oberschenkelarterien bei einem starken Raucher. Die Verschlüsse sind in diesem Fall durch Embolien bedingt

Die Behandlung: Was können Sie selbst tun?

Die Beseitigung aller Risikofaktoren steht an allererster Stelle:

Hören Sie mit dem Rauchen auf!!

Falls Sie es nicht alleine schaffen, fragen Sie Ihren Arzt nach Raucherentwöhnungsgruppen oder Nikotinkaugummi oder Nikotinpflaster, die die körperliche Entwöhnung erleichtern.

Achten Sie darauf, daß Blutzuckerwert, Cholesterinwert und Blutdruck häufiger kontrolliert werden.

Ein Nüchternblutzucker über 100 mg/dl im Blut weist auf einen Diabetes hin.

Der Cholesterinwert in nüchternem Zustand sollte 200 mg/dl nicht überschreiten.

Der Blutdruck sollte nicht über 160 systolisch und 90 diastolisch liegen.

Schützen Sie Ihre Füße vor Verletzungen und Infektionen!

- keine Wärmflaschen,
- keine heißen Fußbäder,
- keine unsachgemäße Pediküre
- nicht Barfußgehen
- peinliche Sauberkeit auch zwischen den Zehen

Gehtraining: Der Körper bildet einen Umgehungskreislauf!

Es klingt paradox, einem Patienten mit Schmerzen beim Gehen ein Gehtraining zu empfehlen. Bewiesen ist jedoch, daß sich durch konsequentes Training, die maximale schmerzfreie Gehstrecke um ein Vielfaches verbessern läßt.

Der Grund dafür ist die Fähigkeit des Körpers, bei Bedarf, neue Gefäße zu bilden, die einen Umgehungskreislauf um den verschlossenen Gefäßabschnitt bilden, sozusagen ein natürlicher Bypass!

Sie sollten täglich mindestens 1–2 Stunden spazieren gehen! Gehen Sie zügig voran, bis Sie Schmerzen in der Wade verspüren, dann bleiben Sie stehen, bis die Beschwerden verschwunden sind, anschließend erneut weitergehen.

Zu Hause bieten sich andere Möglichkeiten, wie z. B. Zehenstandsübungen an: 20–30mal in den Zehenstand gehen.

Gefäßeröffnende und operative Maßnahmen

Ballon, Bohrer, Messer, Laser, Drahtgeflecht machen Adern wieder frei!

In jedem Fall sollten die Möglichkeiten zur Beseitigung der Verengungen oder Verschlüsse erwogen werden. Als gefäßeröffnendes Verfahren ist die Ballondilatation auch in Laienkreisen ein bekanntes Verfahren.

Wie bei den Herzkranzgefäßen im vorigen Kapitel beschrieben (siehe S. 105) können auch Gefäßverengungen in den Becken-Bein-Arterien durch eine Ballondilatation erfolgreich behandelt werden. Durch eine Kanüle in der Leiste wird ein Ballonkatheter in die Verengung eingeführt und dann aufgeblasen, bis das Gefäß wieder frei durchgängig ist. Der große Vorteil dieser Methode, auch PTA (**P**erkutane **T**ransluminale **A**ngioplastie) genannt, ist, daß man ohne Allgemeinnarkose und in kurzer Zeit Gefäße wiedereröffnen kann, die früher operiert werden mußten.

Außer der Ballonangioplastie gibt es noch andere Methoden, die mit Kathetersystemen Gefäße wiedereröffnen können; dazu zählt die Laserenergie und andere mechanische Verfahren, die z. B. mit einem kleinen rotierenden Messer die Ablagerungen aus den Gefäßen herausschälen (Simpson-Katheter) oder Bohrer, die mit einem olivenförmigen Bohrkopf arteriosklerotische Ablagerungen abtragen (Rotablator) können.

Auch Gefäßstützen aus Metallgittern (Stents) werden vor allem im Beckenbereich, aber auch in den Oberschenkelarterien eingesetzt, um den elastischen Rückstellkräften nach einer Dilatation entgegenzuwirken. Auch an den Herzkranzgefäßen findet die Stent-Implantation ihre Anwendung.

Sie sehen, der Phantasie sind keine Grenzen gesetzt!

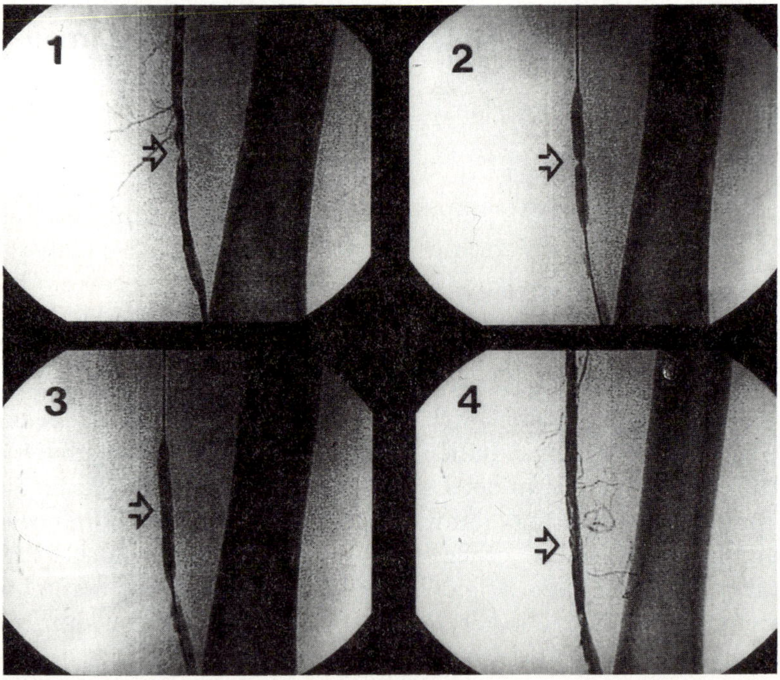

Abb. 53 Ballondilatation im Bereich einer verengten Oberschenkelarterie
1) vor dem Eingriff
2) Der Ballon ist eingeführt und wird aufgeblasen, die Taille entsteht an der Verengung, bis sie dem Druck des Ballons nachgibt
3) Erweiterung der Verengung bei noch liegendem Ballonkatheter
4) Endergebnis

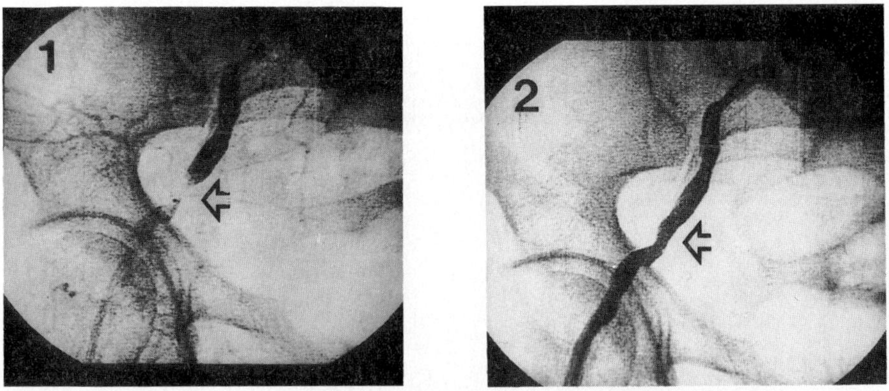

Abb. 54 Ballondilatation einer kurzstreckig verschlossenen Beckenarterie
1) kurzstreckiger Verschluß (Kontrastmittelaussparung) einer Beckenarterie
2) Endergebnis

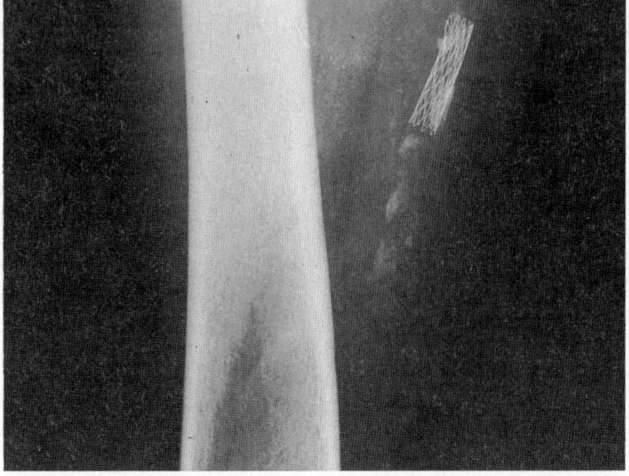

Abb. 55
Gefäßstütze (Stent) in der rechten Oberschenkelarterie. Röntgenaufnahme ohne Kontrastmittel, Kalkablagerungen lassen den Gefäßverlauf erahnen

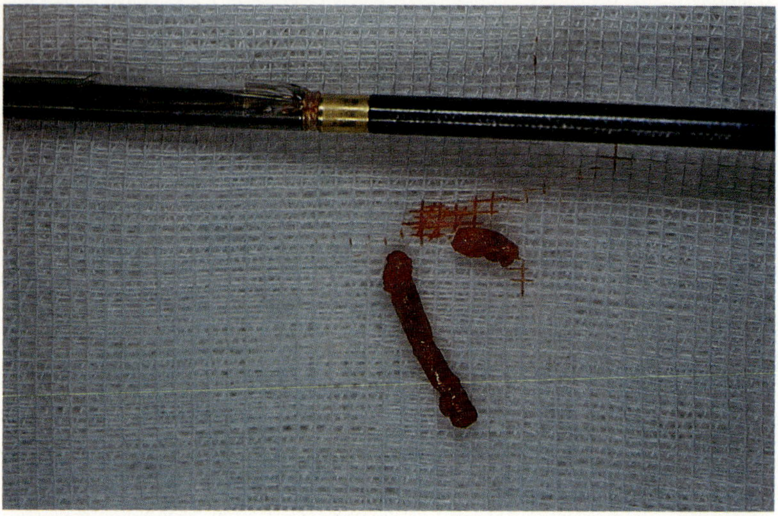

Abb. 56 Entferntes Arteriosklerosematerial aus einer Arterie mit einem Spezialkatheter (Simpson-Katheter)

Alle Verfahren haben aber einen wesentlichen Nachteil: In ca. 30–40% aller wiedereröffneten Gefäße erfolgt eine erneute Verengung oder ein neuer Gefäßverschluß im ersten halben Jahr nach dem erfolgreichen Eingriff. Auch die neuen Verfahren haben daran leider nicht viel ändern können. Ursache dafür sind Gerinnselbildungen in den aufgedehnten bzw. wiedereröffneten Gefäßen.

Die Standardtherapie nach einem solchen Eingriff ist Aspirin, nach Implantation einer Gefäßstütze (Stent) in ein Herzkranzgefäß wird meist für drei Monate eine gerinnungshemmende Behandlung mit Kumarinen angeschlossen, bis die Überhäutung der Metalloberfläche durch die Gefäßinnenhaut abgeschlossen ist. Danach erfolgt wieder die Therapie mit Aspirin.

Bypassoperation: ein künstlicher Umgehungskreislauf!

Kommt bei einem Patienten mit Veränderungen der Becken-Beingefäße kein Katheterverfahren in Frage, so sollte eine Operation erwogen werden.

Im Bereich der Beckengefäße kommen häufig Kunststoffbypässe zur Anwendung, im Bereich des Ober- und Unterschenkels haben aber Venenbypässe bessere Langzeitergebnisse als Bypässe aus Kunststoffmaterial. Die verwendete Vene ist die große, oberflächlich liegende Beinvene V. saphena magna, die auch für koronare Bypässe Verwendung findet.

Das Prinzip des Bypasses ist eine Überbrückung der veränderten Gefäßbereiche.

Die Bypasschirurgie ist heute soweit, daß sogar auf kleinste Fußrückenarterien Bypässe angesetzt werden können und damit eine Amputation verhindert werden kann.

Die Chancen, die Durchgängigkeit eines Bypasses zu erhalten, hängt wesentlich von der Nachbehandlung ab. In den großen Bypässen des Beckens oder Venenbypässen des Oberschenkels, wo eine hohe Strömungsgeschwindigkeit herrscht, ist Aspirin das Mittel der Wahl.

Müssen im Oberschenkelbereich künstliche Bypässe angewendet werden, so sollte eine Therapie mit Kumarinen angeschlossen werden.

Für Bypässe im Unterschenkel-Fuß-Bereich ist eine therapeutische Gerinnungshemmung mit Kumarinen *unbedingt* erforderlich!

Gerade hier sollte peinlichst genau die Gerinnungshemmung kontrolliert und eingestellt sein. Schon eine kurze Dauer ohne ausreichende Gerinnungshemmung kann einen Bypassverschluß hervorrufen.

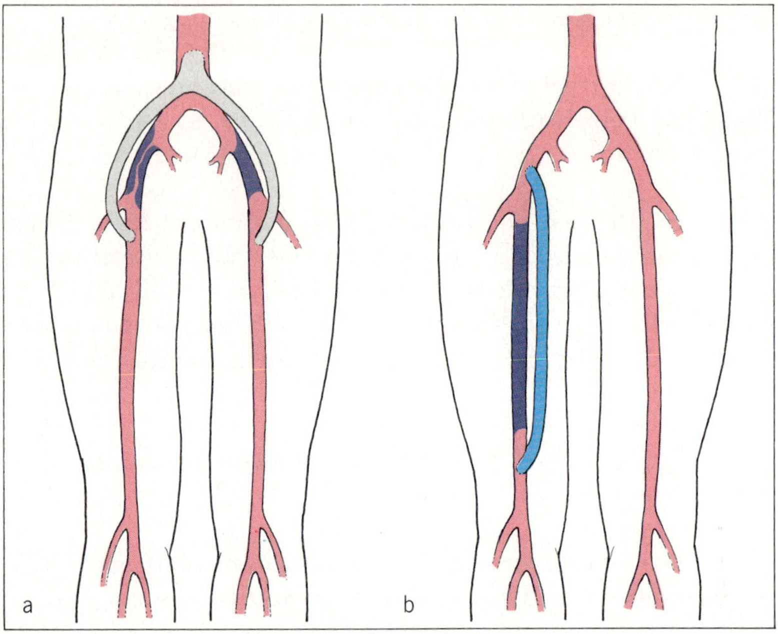

Abb. 57 Verschiedene Bypässe im Bereich der Becken- und Beinarterien.
a) Kunststoffbypass im Becken sog. Y-Bypass
b) Venenbypass am Oberschenkel sog. femoropoplitealer Bypass

Wie sind die Erfolgsaussichten nach einer Bypassoperation? Wie bleiben die Gefäße am besten offen?

Die Erfolgsaussicht für die Bypässe an der unteren Extremität hängt einerseits vom Bypassmaterial (Kunststoff/Vene) und Lokalisation (Becken/Oberschenkel/Unterschenkel) des Bypasses und andererseits von der Effektivität der Nachbehandlung ab.

Die Oberschenkelbypässe mittels einer eigenen Vene sind nach fünf Jahren noch in 73% frei durchgängig und funktionstüchtig, mit einem Kunststoffbypass im gleichen Zeitraum nur durchschnittlich 50%. Bei Venenbypässen im Unterschenkelbereich sind nach fünf Jahren noch 51% der Bypässe durchgängig.

Sinn und Zweck jeder medikamentösen Therapie nach einer Gefäßrekonstruktion ist es, die Durchgängigkeit dieses Gefäßabschnit-

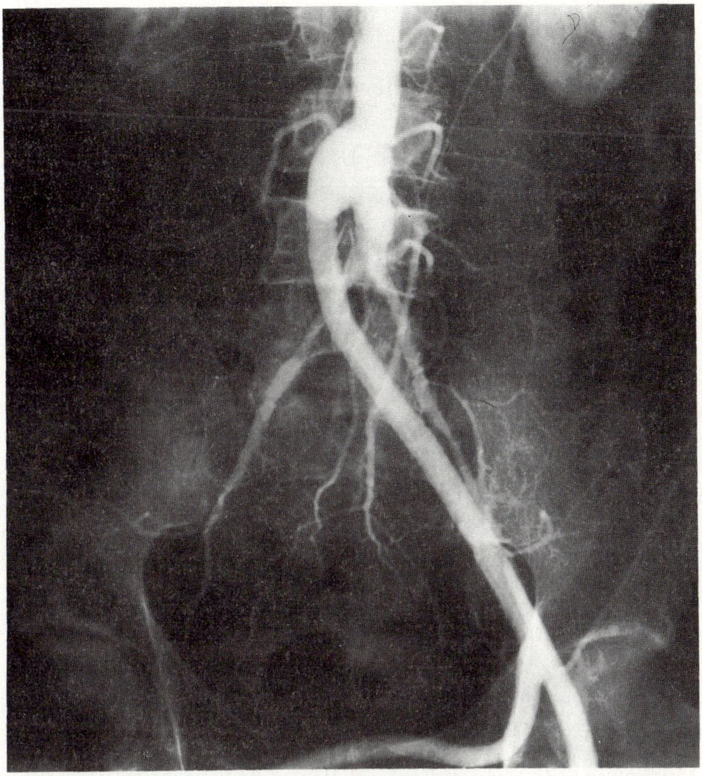

Abb. 58 Kunststoffbypass im Bereich des Beckens:
Die eigentlichen Beckengefäße kommen wegen arteriosklerotischer Ablagerungen kaum noch zur Darstellung.
Von der Bauchschlagader verläuft ein Bypass zur linken Oberschenkelarterie.
In Höhe des linken Hüftgelenks kreuzt ein Bypassschenkel zur Gegenseite (cross-over-Technik)

tes aufrechtzuerhalten. Verwendet werden Plättchenfunktionshemmer und orale Antikoagulantien. Derzeit besteht ein »Enthusiasmus«, Plättchenfunktionshemmer (Aspirin) zu verwenden. Bei Venenbypässen scheinen die oralen Antikoagulantien eher in der Lage zu sein, vor Wiederverschlüssen der Gefäße zu schützen.

Gerade für Bypässe im Unterschenkelbereich ist die kontinuierliche therapeutische Gerinnungshemmung der entscheidende Punkt für die Funktionstüchtigkeit des Bypasses. Nach Gefäßausschälungen (Thrombendarteriektomie) wirken Plättchenfunktionshemmer besser.

»Rohr frei für die Gefäße«!

Wie Sie zuvor schon gehört haben, können entstandene Blutgerinnsel auch spontan aufgelöst werden. Verantwortlich dafür ist das Fibrinolysesystem. Es gibt heute Medikamente, die ähnlich wie dieses System Blutgerinnsel auflösen können: z. B. Streptokinase, Urokinase, t-PA. Ein Erfolg ist aber nur dann möglich, wenn das Blutgerinnsel noch aus viel frischem Thrombusmaterial besteht. Häufig findet dieses Verfahren Anwendung bei frischen Venenthrombosen, die Stunden bis wenige Tage alt sind, später werden dann die Erfolgsaussichten geringer.

Auch im arteriellen System können frische Gerinnsel, die sich auf vorhandene Kalkablagerungen aufgepfropft haben, aufgelöst werden; dabei ist es aussichtsreicher, einen Verschluß im Becken aufzulösen als am Unterschenkel. Auch bei Embolien, das heißt verschleppten Gerinnseln, z. B. aus dem Herzen, kann diese Therapie erfolgversprechend in den ersten 6 Wochen nach dem Auftreten der Beschwerden durchgeführt werden.

Die Risiken einer solchen Therapie sind hoch, es werden nicht nur Gerinnsel im Gefäßsystem aufgelöst, sondern jedes Gerinnsel, das kleine Verletzungen der Gefäße in den Tagen zuvor abgedichtet und verschlossen hat. Die Gefahren sind Blutungen in den Muskel, ins Gehirn, Nierenblutungen bei Nierensteinen und Magen-Darm-Blutungen.

Diese Therapie darf nicht durchgeführt werden bis mindestens 10 Tage nach einer Operation oder nach einer Spritze in den Muskel.

Hat eine solche Therapie Erfolg, muß für mehrere Monate vorsorglich eine gerinnungshemmende Therapie mit Kumarinen durchgeführt werden.

Wann darf eine Lysetherapie nicht durchgeführt werden?

Wegen der erhöhten Blutungsgefahr unter einer Lysetherapie gibt es verschiedene Erkrankungen, bei denen eine solche Therapie nicht durchgeführt werden darf:

- kurz zurückliegende Blutungen
- angeborene oder erworbene Blutungsneigung
- hoher Blutdruck (diastolische Werte über 105 mmHg)
- Herzklappenentzündungen
- 10–14 Tage nach einer Operation
- 8 Wochen nach Operationen des Gehirns
- Schlaganfall im letzten ¼ Jahr
- 4 Wochen nach Operationen am Auge
- Magen- und Zwölffingerdarmgeschwüre
- bekannte bösartige Geschwülste
- Darmentzündungen (Ileitis terminalis, Colitis ulcerosa)
- Entzündungen der Nieren und der Bauchspeicheldrüse
- schwerer Diabetes mellitus mit Augenhintergrundsveränderungen
- Mitralklappenveränderungen mit Vorhofflimmern
- Ausweitung der Hauptschlagader (Aortenaneurysma)
- frische Lungentuberkulose
- schwere Lebererkrankungen (Leberzirrhose)
- Punktion von Organen oder größeren Gefäßen, v. a. Arterien

Bei einigen dieser Kontraindikationen kann trotzdem die Entscheidung für eine Lysetherapie fallen, wenn bei der akut aufgetretenen Erkrankung z. B. großer bedrohlicher Herzinfarkt oder große lebensbedrohliche Lungenembolie eine andere lebensrettende Therapie akut nicht möglich ist. Die Patienten oder die Angehörigen müssen aber dementsprechend über die Risiken aufgeklärt werden, und der Patient muß dafür sein Einverständnis geben.

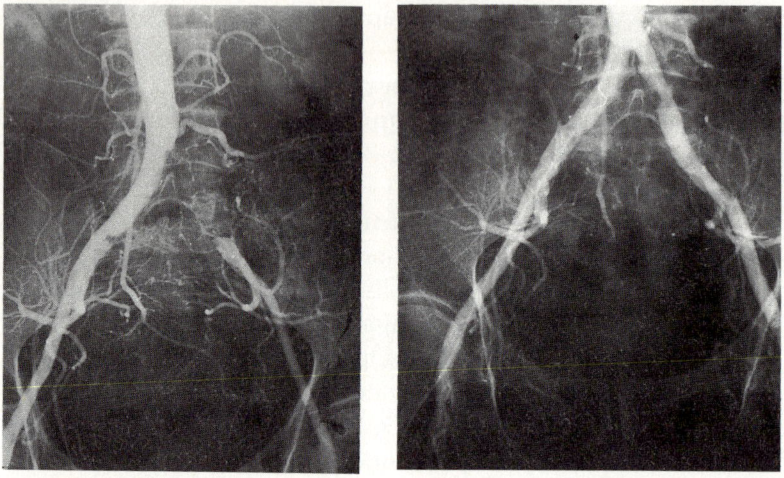

Abb. 59 Medikamentöse Gerinnselauflösung mit einer ultrahohen Streptokinaselyse. Rechtsseitiger Beckenarterienverschluß über mehrere Zentimeter und erfolgreiche Wiedereröffnung nach 2 Therapiezyklen nach zwei Tagen

Wann benötigt ein Patient mit Raucherbein langfristig Marcumar?

- wenn eine schwere Arteriosklerose der Becken-Bein-Arterien vorliegt, bei der die Gefäße stark ausgesackt sind (»aneurysmatische Form der Arteriosklerose«)
- bei gleichzeitig vorliegender absoluter Arrhythmie (egal ob ein Herzklappenfehler vorliegt oder nicht)
- nach systemischer oder lokaler Fibrinolysebehandlung
- bei wiederholt auftretender Embolie (egal ob Emboliequelle bekannt oder nicht bekannt)
- zur Vermeidung postoperativer Bypassverschlüsse (Oberschenkel-Unterschenkel-Arterien-Bypass und Bypässe zu Unterschenkel- und Fußarterien)
- Alternativ zu Azetylsalizylsäure nach Katheterverfahren zur Gefäßeröffnung

Schlaganfall

Das Auftreten des Schlaganfalls ist zwischen 1945 und heute fast um die Hälfte zurückgegangen. Dennoch:

Nach dem Herzinfarkt und bösartigen Erkrankungen ist der Schlaganfall (Apoplektischer Insult, Apoplexie) bzw. seine Folgen in den westlichen Ländern die häufigste Todesursache. Jährlich erleiden in Deutschland weit über 100000 Menschen einen Hirninfarkt, ein Viertel stirbt daran, rund 15000 werden zu hilflosen Pflegefällen, 45000 werden Invalide und nur 15000 können damit rechnen, daß sie voll rehabilitiert werden. Die Statistik der letzten Jahre weist zwar einen leichten Rückgang der Schlaganfall-Sterblichkeit auf, das zahlen-

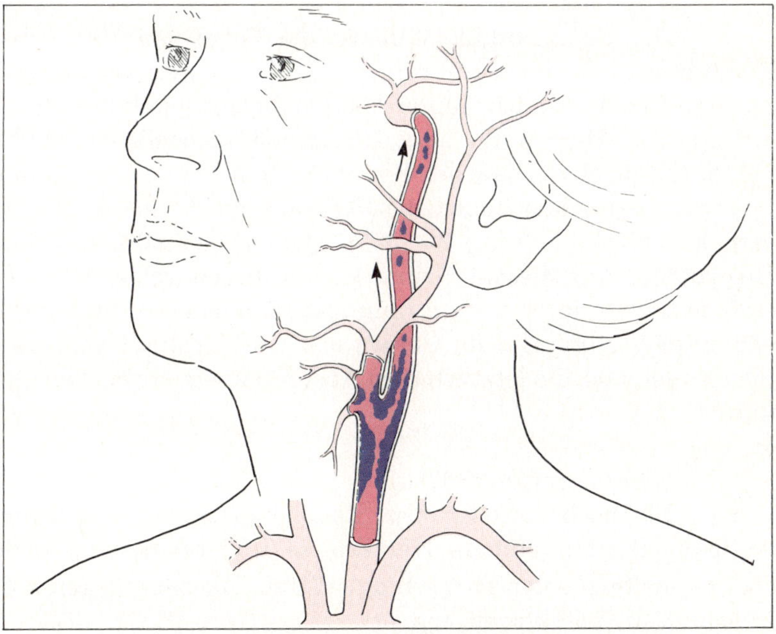

Abb. 60 Verengungen der Halsschlagader sind die häufigste Ursache für den Schlaganfall. Oft sind ursächlich auch Mikroembolien von Arteriosklerosematerial aus einem Arteriosklerosebeet oder gar einem -geschwür verantwortlich

mäßige Auftreten der Krankheit ist jedoch weiterhin im Steigen. Meist handelt es sich um ischämische Hirninfarkte (d. h. durch Durchblutungsnot entstanden), seltener dagegen um Schlaganfälle durch Hirnblutungen.

Erkrankungen, die durch Gehirndurchblutungsstörungen bedingt sind, stehen also an der Spitze der Ursachen für eine Invalidisierung. Die meisten Patienten müssen mit schweren körperlichen und intellektuellen Behinderungen leben. Die sozialen Folgekosten sind dabei unvergleichlich höher als nach überlebtem Herzinfarkt. Ein Großteil der Schlaganfälle könnten verhindert werden, wenn Vorsorgemaßnahmen rechtzeitig ergriffen werden würden.

Was ist ein Schlaganfall?

Der Schlaganfall ist meist die Folge von Verschlüssen und Verengungen der hirnzuführenden Gefäße auf dem Boden einer schweren Arteriosklerose bzw. einer lokalen Gerinnselbildung. Auch Embolien aus dem Herzen, die akut Hirngefäße verschließen, sind in vielen Fällen die direkte Ursache. Wie wir schon beim Vorhofflimmern des Herzens besprochen haben, beträgt dort die Inzidenz von Gerinnsel- bzw. Embolieentstehung 20–35%. Davon sind 80% Embolien in die Hirngefäße. Aus diesem Grund ist bei diesen gefährdeten Patienten eine besonders intensive gerinnungshemmende Behandlung erforderlich. Sauerstoffmangel im Gehirn löst eine Kaskade von krankhaften Reaktionen aus, die letztlich zum Absterben von Hirnzellen (Neuronen) führen.

Wer ist gefährdet?

Bluthochdruck-Kranke, Raucher, Diabetiker, Frauen, die die Antibabypille einnehmen, Herzkranke und Menschen, deren Eltern oder Großeltern einen Hirnschlag erlitten. Die wichtigsten *nicht beeinflußbaren* Risikofaktoren sind:

- Alter, Geschlecht (Männer haben ein erhöhtes Risiko)
- Familiäre Disposition
- Rasse (Schwarze haben ein erhöhtes Risiko)
- Sozioökonomischer Status (»untere Schicht« hat ein höheres Risiko)

Wichtige *beeinflußbare* Risikofaktoren für den Schlaganfall:

- Erhöhter Blutdruck (der bedeutendste Risikofaktor, allein durch eine blutdrucknormalisierende Therapie kann die Schlaganfall-Häufigkeit um 42% sinken)
- Koronare Herzkrankheit
- Diabetes mellitus
- Nikotin und Alkohol
- Hyperlipidämie

Wer ist besonders gefährdet?

Einige Risikofaktoren weisen auf ein besonders hohes Risiko des drohenden Schlaganfalls hin. Es ist wichtig, daß diese Patienten frühzeitig erkannt und entsprechend behandelt werden. Solche Risikofaktoren sind:

- Zustand nach abgelaufenem Schlaganfall und nach abgelaufenen Vorboten der sog. »transitorisch ischämischen Attacke« (TIA) und anderen Vorstadien
- Absolute Arrhythmie des Herzens
- Blutgerinnungsstörungen (z. B. vermehrte Klebrigkeit der Blutplättchen)
- Erhöhter Fibrinogenspiegel (Bluteiweißstoff, der zu einer erhöhten Viskosität des Blutes führt)

Welches sind die Vorboten?

Bis zu mehreren Jahren im voraus kann sich der Schlaganfall ankündigen. Am häufigsten ist die bereits unter den besonderen Risikofaktoren erwähnte sog. transitorisch ischämische Attacke (TIA). Es handelt sich dabei um *akut auftretende neurologische Ausfälle, die innerhalb von 24 Stunden folgenlos abklingen.*

Die klinischen Zeichen können vielfältig sein, am häufigsten sind aber folgende drei Erscheinungsformen:

- Flüchtige Lähmungen der Arm- und Gesichtsmuskeln
- Plötzliche Sehstörung bzw. Erblindung eines Auges (sog. »Amaurosis fugax«)
- Flüchtige Sprachstörung

Seltenere Symptome sind:

Schwindel, Kopfschmerzen, Ohrensausen und Unsicherheit beim Gehen. Oft wird die TIA auch als »Schlägelchen« oder als Miniform des Hirninfarktes bezeichnet, denn die Symptome verschwinden meist ebenso schnell wie sie gekommen sind – in Sekunden bis Minuten. Das Schlaganfallrisiko ist bei Patienten mit TIA im Vergleich zu gleichaltrigen Kontrollpersonen um das Vier- bis Fünffache erhöht.

Halten die neurologischen Krankheitszeichen länger als 24 Stunden an, sprechen die Nervenfachärzte in wörtlicher Übersetzung des englischen Begriffs von »RIND« (**R**eversibles **I**schämisches **N**eurologisches **D**efizit) oder von »PRIND« (**P**rogredientes **R**eversibles **I**schämisches **N**eurologisches **D**efizit).

Nehmen die neurologischen Ausfälle schrittweise kontinuierlich über Stunden bis Tage zu, so handelt es sich um einen progredienten (fortschreitenden) Hirninfarkt.

Wie äußert sich der Hirnschlag?

Bei einem akuten Verschluß größerer Hirnarterien kommt es durch die Durchblutungsnot im Versorgungsgebiet der betroffenen Arterie je nach Ausprägung und Lokalisation zu Halbseiten-Lähmungen bzw. Gefühlsstörungen bis zur völligen Bewußtlosigkeit (»Koma apoplektikum«).

»Der Kranke wird wie vom Schlag getroffen«; die Folgen: plötzliches Hinfallen, halbseitige Lähmungen und Gefühlsstörungen, Verwirrtheit, Ohnmacht, oft unwillkürlicher Abgang von Stuhl und Urin und Atemunregelmäßigkeiten.

Diagnostische Möglichkeiten zur Früherkennung

Neuentwickelte, den Patienten nicht belästigende und unblutige Ultraschall-Verfahren zeigen kleinste Gefäßveränderungen an, lange bevor es zum Schlaganfall kommt. Insbesondere die Doppler-Untersuchung der hirnzuführenden Gefäße außerhalb des Schädels weisen dem Gefäßspezialisten bzw. dem Neurologen den weiteren diagnostischen Weg. In aller Regel wird nach einer TIA und beim Nachweis von krankhaften Veränderungen im Ultraschall bzw. bei der Doppler-Untersuchung die Durchführung einer Gefäßdarstellung mit Röntgenkontrastmittel (Angiographie) erforderlich. Die Abb. 60 zeigt eine Röntgenkontrastdarstellung einer hochgradigen Verengung der A. carotis interna. Abb. 62 stellt die Doppler-Untersuchung der A. carotis interna dar*.

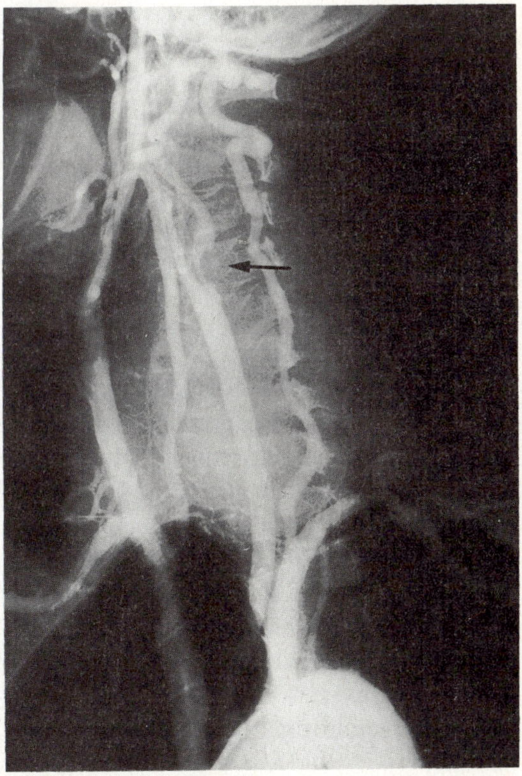

Abb. 61
Röntgenkontrastdarstellung zeigt eine hochgradige Verengung der Halsschlagader

* Die Methode beruht auf dem nach seinem Entdecker CHRISTIAN ANDREAS DOPPLER 1842 benannten Prinzip.

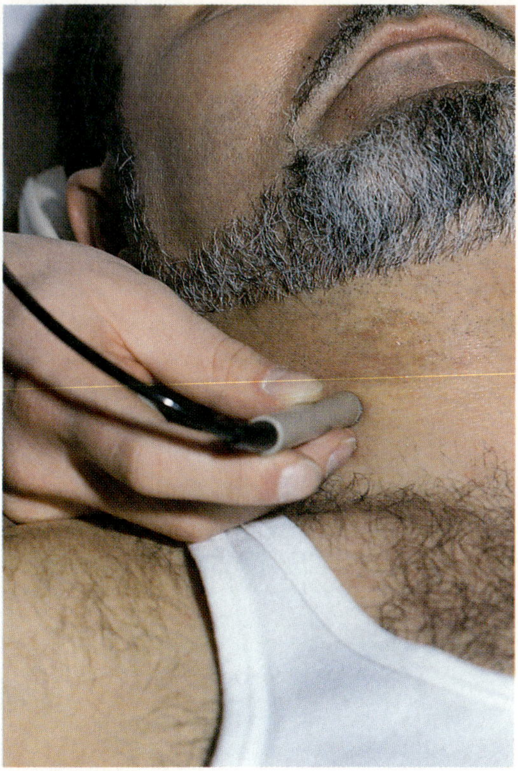

Abb. 62
Doppler-Untersuchung der Halsschlagader

Welche Therapiemöglichkeiten gibt es?

Im Vordergrund der Bemühungen steht die Aufrechterhaltung und Normalisierung der Gehirndurchblutung und dadurch eine Begrenzung der Hirnschädigung. Viele Patienten haben beim akuten Schlaganfall einen erhöhten Blutdruck. Diese Blutdruckerhöhung ist biologisch sinnvoll, weil er auf eine Verbesserung der Hirndurchblutung hinzielt und somit der Schadensbegrenzung dient. Eine medikamentöse Blutdrucksenkung sollte deshalb nur bei mäßig erhöhtem Blutdruck beim akuten Schlaganfall nicht erfolgen. Wenn aber der Blutdruck extrem hoch ist (Blutdruckkrise), muß eine allmähliche Blutdrucksenkung angestrebt werden.

Die Herzförderleistung muß stabilisiert bzw. verbessert werden, dies gilt vor allem bei sehr langsamem Puls bzw. bei schnellem arrhythmischen Puls. Die Aderlaßbehandlung zur Senkung der Blutviskosität ist nur bei Patienten mit stark eingedicktem Blut eine anerkannte Maßnahme zur Verbesserung der Hirndurchblutung. In den meisten Kliniken wird die Blutverdünnung heute allerdings ohne Aderlaß mit der intravenösen Infusion von Hydroxyäthyl-Stärke-Lösung (z. B. HAES-steril®) durchgeführt. Allerdings darf dabei keine Herzleistungsschwäche vorhanden sein. Auch die Gabe von Theophyllin hat sich bewährt.

Behandlung so schnell wie möglich beginnen!

Alle Maßnahmen zielen darauf ab, über eine Verbesserung der Durchblutung der Umgehungskreisläufe (»Kollateralnetz«) das Infarktareal klein zu halten. Ein Therapiebeginn in den ersten drei Stunden verbessert die Aussichten auf eine Begrenzung der Schäden erheblich.

Während breitangelegte Aufklärungskampagnen dazu geführt haben, daß Patienten mit akutem Herzinfarkt oft schon im Verlauf der ersten 1–2 Stunden nach Eintritt der Herzattacke einer intensivmedizinischen Behandlung zugeführt werden, vergeht nach einem Schlaganfall meist wertvolle Zeit bis die Behandlung einsetzt. Neue Studien haben gezeigt, daß der Schlaganfallpatient im Durchschnitt mehr als 6 Stunden braucht, bis eine entsprechende Behandlung einsetzt.

Die oftmals vorhandenen Warnzeichen für Durchblutungsstörungen der Hirngefäße führen bei weitem nicht im gleichen Maß zu therapeutischen Konsequenzen wie die entsprechenden Vorzeichen eines Herzinfarktes.

Dies gilt auch insbesondere für junge Patienten. Eine akute Durchblutungsnot des Gehirns kann auch 30jährige treffen, bei denen so leicht niemand an eine Gehirndurchblutungsstörung denkt. Der Prototyp sind Frauen im Alter zwischen 30 und 45 Jahren, die die Anti-Baby-Pille nehmen, rauchen und zudem noch übergewichtig sind.

Operative Behandlungsmöglichkeiten

Die Methode der Wahl bei Patienten mit hochgradiger Verengung der hirnzuführenden Halsschlagader (A. carotis interna) ist die operative Ausschälung der Verengung, die sog. »Karotis-Endarteriektomie« (s. Abb. 63 a/c).

Etwa 15% aller Anfälle infolge Durchblutungsnot (ischämische Insulte) sind auf Verengungen bzw. Verschlüsse der Karotis-Arterie zurückzuführen. Man kann allerdings vom Grad einer Karotis-Verengung nicht auf die Gefährdung des betroffenen Patienten Rückschlüsse ziehen. Wann eine Karotisoperation durchgeführt werden sollte, ist heute äußerst umstritten. Die Karotis-Endarteriektomie hat sich beispielsweise in den USA zu den am häufigsten durchgeführten Gefäß-

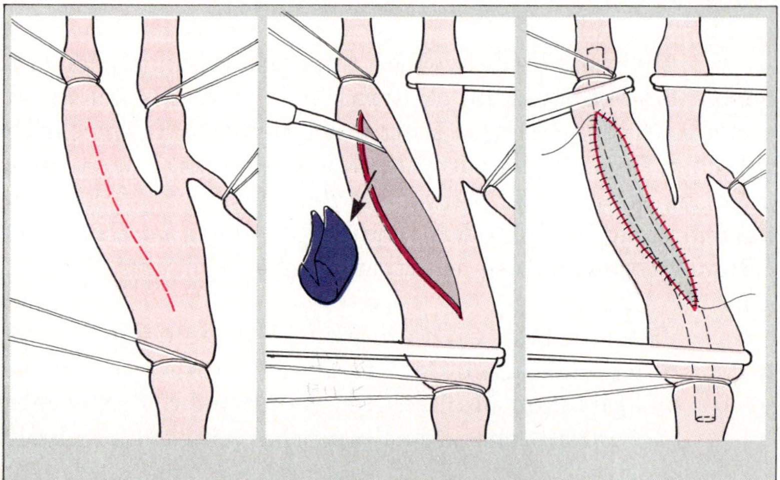

Abb. 63 Technik der Ausschälplastik im Bereich der Karotisgabel bei hochgradiger Verengung hirnzuführenden A. carotis interna.
- a: Freilegung der Karotis-Arterie und Eröffnung des Gefäßes.
- b: Der das Gefäß verengende arteriosklerotische Zylinder wird herausgeschält.
- c: Ein Kunststoff- oder Venenstreifen wird zur Abdichtung des Gefäßes eingenäht

operationen entwickelt, obwohl ein Nutzen der Operation auch heute noch nicht eindeutig belegt ist. Die Kritik ergibt sich vor allem daraus, daß bei Verengung der inneren Karotis-Arterie die Schlaganfall-Erwartung mit 0,5–2% pro Jahr in der gleichen Größenordnung liegt wie nach einer gelungenen Karotisausschälung. Das Operationsrisiko ist also nicht unbedingt durch eine Verbesserung der Langzeitprognose auszugleichen. Bis heute geht der Streit zwischen Neurologen und Gefäßchirurgen um den Wert der Karotisausschäl-Plastik weiter. Dies hängt vor allem mit den Erfolgen der konservativen Therapie mit *gerinnungshemmenden Substanzen,* insbesondere der Azetylsalizylsäure, zusammen. Dazu kommt die Erfahrung, daß die häufigste Todesursache bei Patienten mit asymptomatischer Verengung der A. Karotis der Herzinfarkt und nicht der Schlaganfall ist. Dennoch gibt es Situationen, wo dringlich eine Karotis-Operation durchgeführt werden muß, wenn eine Karotisverengung als Ursache eines passageren Insultes festgestellt wurde. Faßt man alle bisherigen Erkenntnisse aus den vorliegenden Studien zusammen, so ergibt sich mehr und mehr eine eher zurückhaltende Indikationsstellung zur Operation.

Rekanalisierende Verfahren abwägen

Heute können auch arteriosklerotische Verschlüsse der hirnversorgenden Arterien, z. B. der Vertebro-basilaris-Arterie einer Katheterdilatation oder einer lokalen Fibrinolyse-Behandlung zugeführt werden. Dies ist allerdings spezialisierten Zentren vorbehalten. Diese modernen Techniken kommen vor allem in Frage bei durch einen Schlaganfall komatösen Patienten (mehr als sechs Stunden Bewußtlosigkeit) und vor allem, wenn das Versorgungsgebiet der A. basilaris (sog. »Hirnstamm-Insult«) betroffen ist. Gefäßdilatationen kommen vorwiegend bei hochgradiger Verengung der Schlüsselbein-Arterie (A. subclavia) und der Vertebralarterien zum Einsatz. In der A. Carotis interna ist eine Gefäßdilatation riskant wegen hier häufig vorkommenden bröselartigen »atheromatösen Plaques« und wegen der erhöhten Gefahr der sekundären Gerinnselentstehung nach der Gefäßdilatation. Eine Thrombolysetherapie lokal mit Kathetertechnik kommt vorwiegend bei Verschlüssen der Vertebral- und insbesondere der A. basilaris in Frage. Oft kann dadurch eine Gefäßrekanalisation erreicht werden und somit ein Stillstand des Infarktgeschehens bzw. eine völlige Rückbildung der neurologischen Ausfälle.

Gerinnungshemmer zur Langzeitprophylaxe

Orale Antikoagulanzien

Ein akuter Verschluß einer hirnzuführenden Arterie (Carotis- oder Vertebralarterien) kann zu einer TIA oder zum Vollbild eines Schlaganfalls führen. Prinzipiell ist bei Früherkennung eine Auflösungstherapie mit Fibrinolytika möglich. Anschließend ist immer eine Antikoagulanzientherapie notwendig.

Bei Hirnembolien infolge von Herzkrankheiten (ausgenommen bakterielle Herzinnenwandentzündung) werden heute weiterhin orale Antikoagulanzien eingesetzt.

Azetylsalizylsäure

Bis jetzt hat keine Therapie das Endergebnis eines voll ausgeprägten Schlaganfalles verbessern können. Deshalb verspricht man sich am meisten von der Vorsorge. Dies scheint der einzige Angriffspunkt zu sein, mit dem man die Rate des Schlaganfalls und seine Sterblichkeit reduzieren kann. Das Fehlen einer wirklich effektiven Therapie führte dazu, daß sich die Nervenärzte und die auf Gefäßkrankheiten spezialisierten Internisten für die Durchführung von Studien mit Azetylsalizylsäure begeisterten. Aufschlüsse ergaben vor allem die im Kapitel Herzkrankheiten, Seite 101 bereits erwähnten Studien an 5139 britischen Ärzten und die bereits erwähnte Studie an 22071 amerikanischen Ärzten (USPHS). Bekanntlich ergab sich in der englischen Untersuchung nach einer durchschnittlichen Verlaufsbeobachtung von sechs Jahren, eine signifikante Senkung der Häufigkeit von transitorischen ischämischen Attacken (TIA) um 50%, jedoch keine Abnahme der Schlaganfall-Häufigkeit. In der amerikanischen Ärzte-Studie zeigte sich ein mäßiger, aber nicht wesentlicher Anstieg von Schlaganfällen in der mit Aspirin behandelten Gruppe. Der Gesamteffekt von Aspirin war allerdings insofern vorteilhaft, als eine bemerkenswerte Abnahme von nicht tödlichen Schlaganfällen und Todesfällen durch Herzinfarkte zu beobachten war.

Aus diesen beiden großen Studien geht allerdings nicht hervor, daß Aspirin in der Primärprävention (zur Verhinderung des ersten Schlaganfalles) wirksam ist. Wenn man allerdings heute alle zur Verfügung stehenden Daten zum Thema Azetylsalizylsäure und Schlaganfall, insbesondere auch die Studienergebnisse zur Sekundärprävention (Verhinderung eines erneuten Schlaganfalls nach bereits durchgemachtem Insult) kritisch auswertet, **ergeben sich folgende Schlußfolgerungen:**

- Azetylsalizylsäure (ASS) – eingenommen über mehrere Jahre nach einer TIA oder am leichten ischämischen Insult – reduziert die Zahl der nichtletalen Schlaganfälle oder Herzinfarkte um etwa ein Drittel und Todesfälle um ein Sechstel.
- Die kleinste, als bisher wirksamste Dosis liegt bei 300 mg täglich.
- Wird Azetylsalizylsäure nicht vertragen, empfiehlt sich die Gabe von Ticlopidin (Tiklyd® 2 Tbl. täglich).
- Azetylsalizylsäure ist von Vorteil nach abgelaufenem Schlaganfall (Sekundärprävention), nicht aber in der Primärprävention.
- Die Frage, warum transitorisch ischämische Attacken erfolgreich durch Azetylsalizylsäure verhindert werden können, der Schutz vor Schlaganfällen aber geringer ist, ist nicht völlig klar. Viele TIA's sind wahrscheinlich auf Blutplättchen-Embolien zurückzuführen, während Schlaganfällen auch andere ursächliche Mechanismen zugrunde liegen.
- Die tägliche Gabe von 300 mg Azetylsalizylsäure hat eine wissenschaftlich erwiesene Wirksamkeit, wogegen der Nutzen einer Karotisoperation noch zu beweisen ist. Allerdings sind beide Behandlungen nicht miteinander zu vergleichen. Sie dienen nicht demselben Zweck. Azetylsalizylsäure ist ein Mittel, das Blutgerinnsel und Embolien verhindert und somit präventive Effekte gegen Herzinfarkt und Schlaganfall hat, während die Karotis-Operation nur für Patienten in Frage kommt, die durch eine Karotisstenose erheblich gefährdet sind.
- Sogar eine Tagesdosis von 30 mg ASS senkt bei Patienten, die bereits eine TIA gehabt haben, das Schlaganfallrisiko, wie die großangelegte holländische Schlaganfallstudie (DUTCH-TIA-TRIAL) gezeigt hat.

Entzündung der oberflächlichen Venen: »Thrombophlebitis«

Eine akute oberflächliche Venenentzündung kann auftreten:

- durch eine Gerinnselbildung
- spontan, ohne erkennbare äußere Ursache
- durch Reizung der Venenwand (z. B. durch Kanülen, Venenkatheter oder durch Injektion von hochkalorigen Infusionslösungen oder Chemotherapeutika
- Als Begleiterkrankung bei bösartigen Krankheiten oder bei Infektionen z. B. bei »Zeckenkrankheit« (Borreliose)

Die entzündete Vene erscheint als geröteter, überwärmter und schmerzhafter Strang (Abb. 63). Meist tritt diese Venenentzündung im Bereich des Ober- oder Unterschenkels auf. Prinzipiell kann sich aber jede oberflächliche Vene des Körpers entzünden. Oft findet sich zusätzlich zu den Entzündungszeichen noch ein örtlich begrenztes Ödem (Schwellung durch Gewebswasseransammlung). Im Blut finden sich manchmal Folgen der Entzündung, z. B. eine Erhöhung der Blutkörperchensenkungsgeschwindigkeit (BSG) und eine Vermehrung der weißen Blutkörperchen.

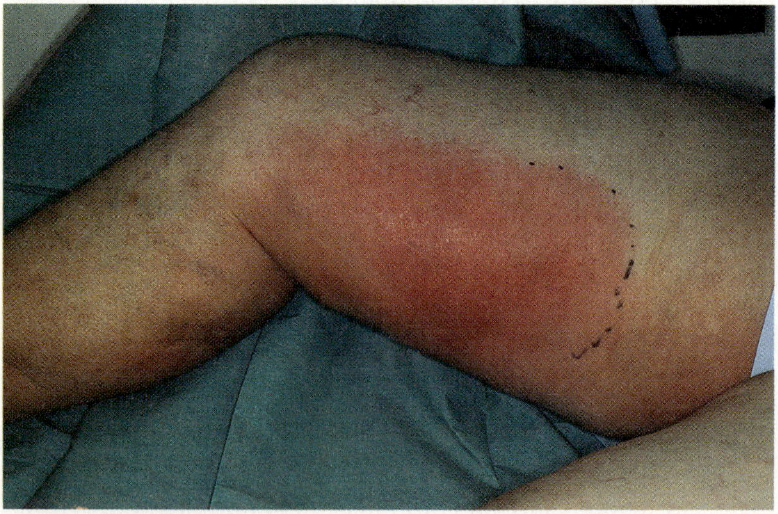

Abb. 64 Akute oberflächliche Venenentzündung

Heilungschancen bei oberflächlicher Venenentzündung

In vielen Fällen stellt die Thrombophlebitis ein hartnäckiges schmerzhaftes Leiden dar, das oft erst nach Wochen abheilt, vor allem, wenn es nicht frühzeitig und sachgerecht behandelt wird. In der Regel besteht nur eine geringe Gefahr der Lungenembolie. Wächst sich allerdings eine Entzündung rasch am Oberschenkel in Richtung Leiste aus, muß zur Prophylaxe einer Lungenembolie eine gerinnungshemmende Behandlung, z. B. mit Heparinspritzen eingeleitet werden. Tritt die Thrombophlebitis wechselnd, ja »springend« an unterschiedlichen Stellen auf – wir sprechen deshalb von einer Thrombophlebitis saltans – so kann dies auf andere schwere Erkrankungen hinweisen, z. B. im Rahmen allergischer Reaktionen, maligner Tumoren oder bei der Thrombangiitis obliterans (s. S. 125). Durch eine lokale Venenentzündung kommt es z. B. am Bein nicht zu Stauungserscheinungen. Umgehungskreisläufe (benachbarte Venengeflechte) übernehmen problemlos den Abtransport des Blutes.

Wie soll die oberflächliche Venenentzündung behandelt werden?

Die Behandlung der oberflächlichen Venenentzündung besteht im Anlegen eines Kompressionsverbandes (siehe Abb. 64). Bettruhe sollte nicht eingehalten werden: im Gegenteil viel Bewegung mit angelegtem Kompressionsverband beschleunigt das Abklingen der Krankheitszeichen.

Lokale kühlende Umschläge mit Heparinsalben und antientzündlich wirkenden Gels oder Salben (z. B. Elmetacin-Spray®, Voltaren-Emulgel®) lindern die Beschwerden. Auch Quarkumschlägen wird eine heilende Wirkung zugeschrieben. Bei hartnäckigen Schmerzen werden Schmerzmittel bzw. entzündungshemmende Medikamente verordnet, z. B. Azetylsalizylsäure, Diclofenac, Indomethacin oder Ibuprofen. Antibiotika sind nur notwendig, wenn sich die Symptome einer Blutvergiftung (Sepsis) einstellen (z. B. hohes Fieber mit Schüttelfrost). Im allgemeinen sollte aber bei einer lokalen Begrenzung der oberflächlichen Venenentzündung kein Antibiotikum eingesetzt werden.

A

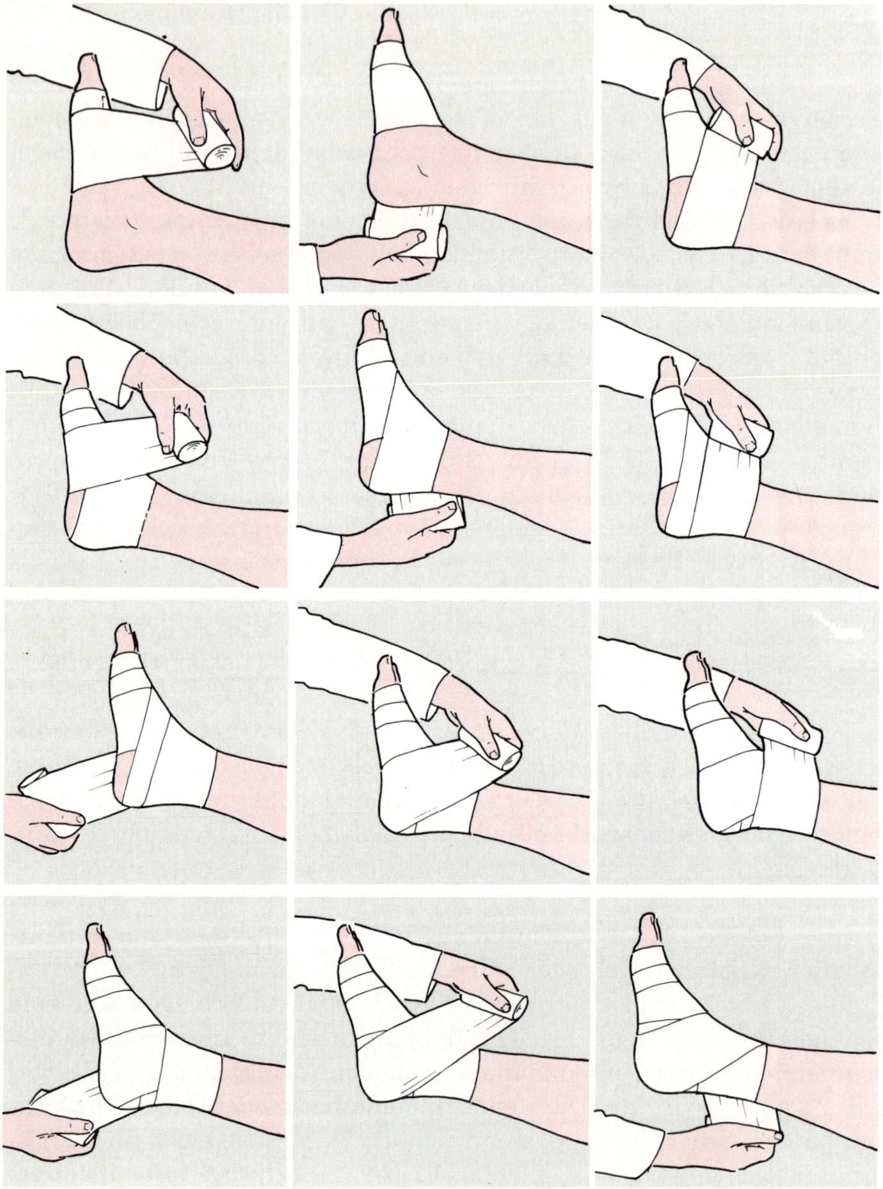

Abb. 65 Kompressionsbehandlung mit einem Druckverband. Wickelschema

B

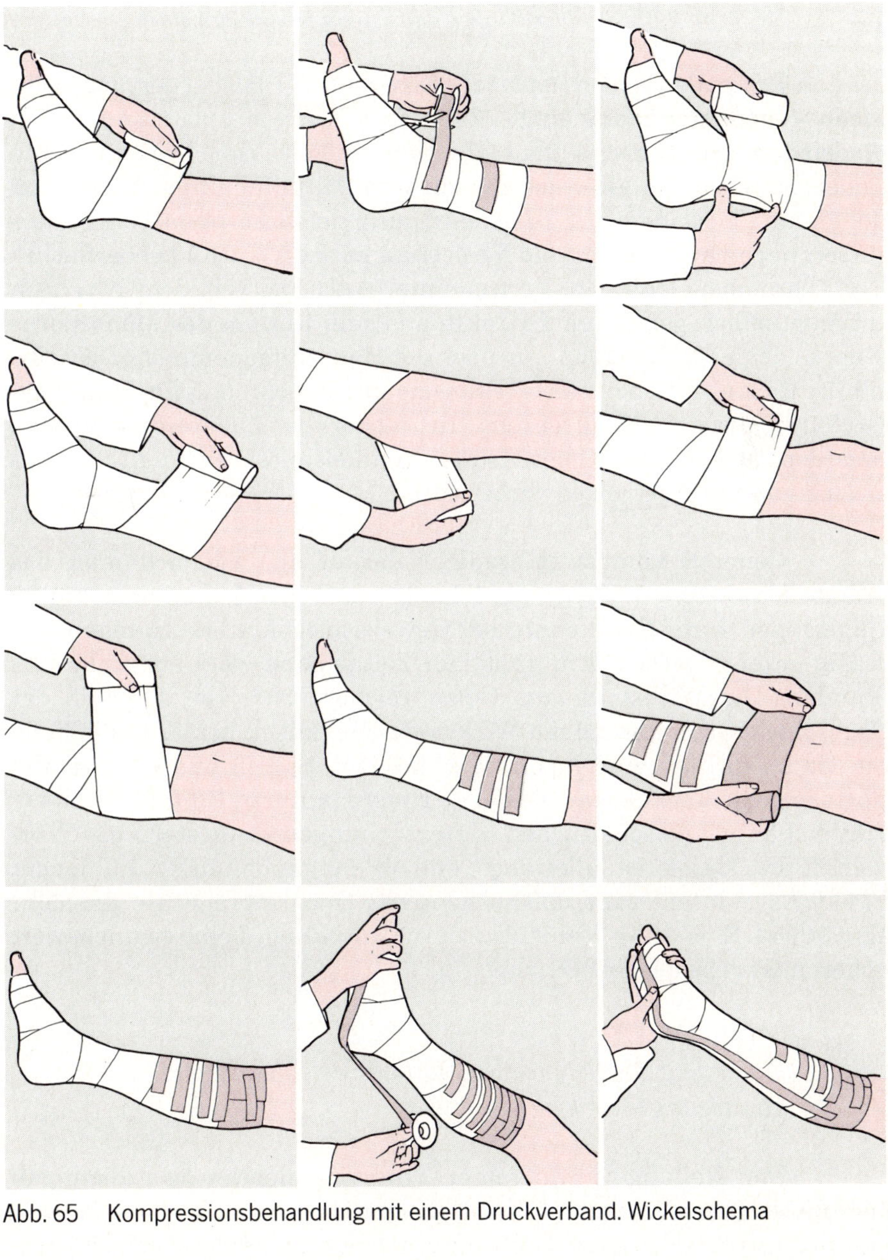

Abb. 65 Kompressionsbehandlung mit einem Druckverband. Wickelschema

Heparin- und Hirudin-haltige Salben haben sich bewährt!

Erstmals wurden heparinhaltige Salben 1949 bei der oberflächlichen Venenentzündung eingesetzt. Lange Zeit war umstritten, ob ein Eindringen von Heparin über die Haut möglich sei. Dies ist heute eindeutig belegt. Es gilt auch für Hirudin. Hirudinhaltige Salben und Gels finden besonders zur Beschleunigung der Resorption von Blutergüssen nach Operationen und Verletzungen, aber auch bei oberflächlichen Thrombophlebitiden Verwendung. Auch die seit dem Altertum antientzündlich genutzten Extrakte aus dem Rhizom des Mäusedorns (Ruscus aculeatus) werden gut über die Haut aufgenommen. Dasselbe gilt für Roßkastanienextrakte (Rutoside und Aescin) und für Mucopolysaccharidpolyschwefelsäureester. In modernen Zubereitungsformen sind den Salben und Gelen heute Vehikelstoffe beigefügt, die das Eindringen der Substanzen verbessern.

Generell kommt es weniger darauf an, wie dick man das Präparat aufträgt. Wichtig ist vielmehr, daß das Medikament häufig aufgetragen wird. Das konnte bei Gewebsspiegeluntersuchungen eindeutig gezeigt werden. Ein günstiger Zeitabstand wäre etwa alle vier Stunden. Die Wirkstoffe aus Gelen reichern sich vor allem in der Hornschicht an, während die Wirkstoffe aus Salben besser in die tieferen Hautschichten eindringen. Hier besitzen Salben und Cremes also Vorteile gegenüber Gelen, wie der Berliner Hautarzt, Prof. STÜTTGEN in zahlreichen wissenschaftlichen Untersuchungen festgestellt hat. Vorteilhaft bei Gelen ist allerdings ein oft langanhaltender kühlender Effekt. Es ist interessant, daß hochdosierte Heparinpräparate, die mehr als 50000 I. E. je 100 g Vehikelsubstanz enthalten, keine nennenswert höheren Gewebespiegel erreichen.

Entfernung des Gerinnsels: sofortige Erleichterung und beschleunigte Heilung

Der Heilungsverlauf einer Thrombophlebitis, vor allem auf dem Boden einer Varikosis (»Varikophlebitis«), kann durch ein Entfernen des Gerinnsels durch Eröffnung der entzündeten oberflächlichen Venen in örtlicher Betäubung erheblich beschleunigt werden. Meist sind die Patienten dann auch sehr viel schneller beschwerdefrei. Dieser kleine Eingriff kann in jeder Praxis durchgeführt werden (Abb. 66).

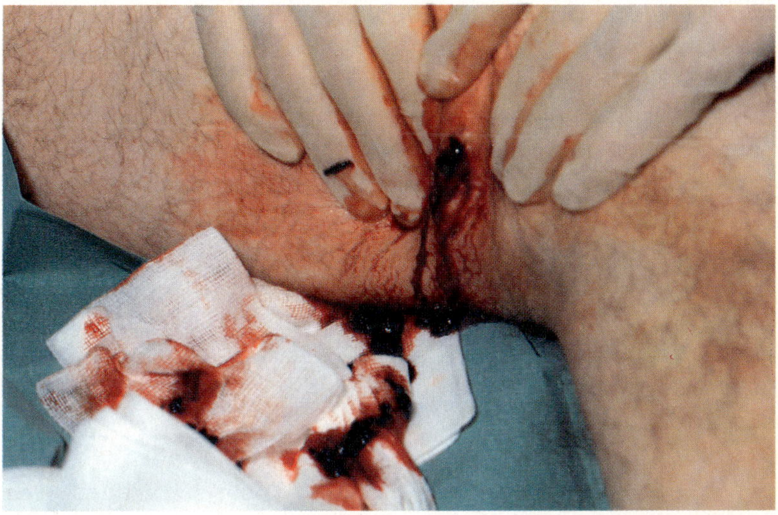

Abb. 66 Ausgepreßte Gerinnsel nach Eröffnung der entzündeten Venen mit einem Skalpell

Wiederholt auftretende Venenentzündung im höheren Lebensalter:

Auch an bösartige Grundkrankheit denken! Wenn bei einem Patienten im Alter von 50 oder mehr Jahren immer wieder oberflächliche Venenentzündungen auftreten, muß man auch an das Vorliegen einer Tumorkrankheit denken. Deshalb wird der behandelnde Arzt immer Blut- und Ultraschalluntersuchungen bzw. Röntgenuntersuchungen durchführen, um nach einer bösartigen Krankheit zu fahnden. Dasselbe gilt übrigens auch für Thrombosen der tiefen Beinvenen, vor allem bei Patienten, die ohne äußeren Anlaß, also spontan solche Thromben bekommen. Wir wissen heute auch, warum diese Patienten so stark Thrombose-gefährdet sind: Tumorkranke haben vermehrt Eiweiße im Blut (z. B. Fibrinogen), die die Viskosität des Blutes entscheidend erhöhen.

Venenentzündung an der vorderen Thoraxseite

Eine äußerst selten auftretende strangförmige Entzündung oberflächlicher Venen an der vorderen Brustregion wird als *Mondor-Krankheit* (nach dem franz. Arzt Henri Mondor) bezeichnet. Die Behandlung erfolgt wie bei der normalen Venenentzündung.

Tiefe Beinvenenthrombose: »Phlebothrombose«

Die tiefe Beinvenenthrombose ist die schwerste Venenerkrankung überhaupt, weil sie zum einen immer die Gefahr einer öft tödlichen Lungenembolie in sich birgt und zum anderen zum sog. »postthrombotischen Syndrom«, einem lebenslangen Folgeleiden führt.

Die Thrombose des tiefen Venensystems ist meist ein akutes Ereignis. Der betroffene Patient gehört sofort in eine Spezialabteilung eingeliefert. Wird eine tiefe Beinvenenthrombose rechtzeitig diagnostiziert, so kann in vielen Fällen eine Therapie durchgeführt werden, die die zwangsläufigen Folgen und Gefahren weitgehend verhindert oder abschwächt.

Theoretisch können sich Thrombosen in allen Körpervenen entwickeln. In den Beinvenen sind sie jedoch am häufigsten (mehr als 90% der tiefen Thrombosen). Wir sind bereits früher auf die **Risikofaktoren für eine Thromboseentstehung** eingegangen. Dazu gehören vor allem:

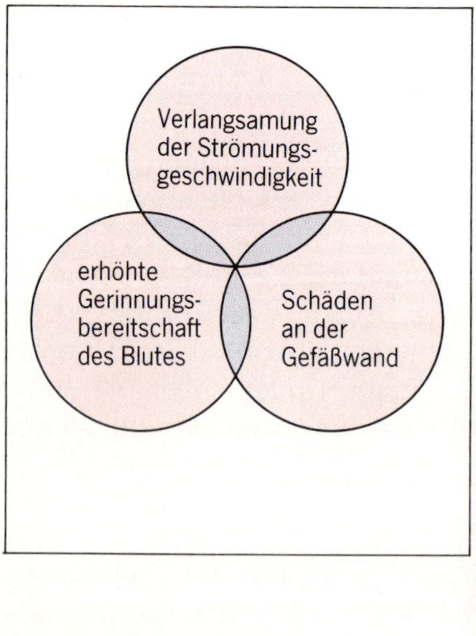

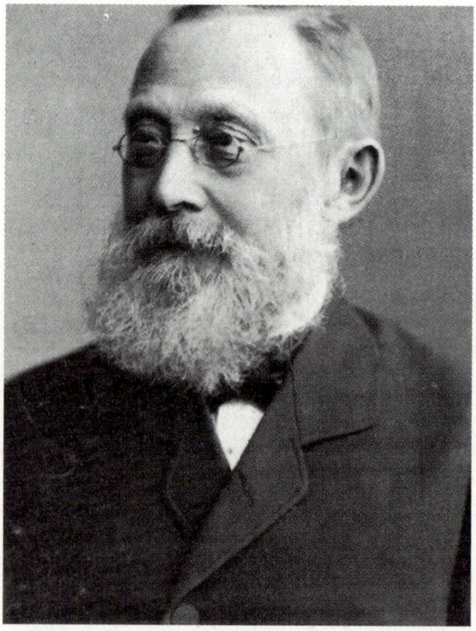

Abb. 67 Virchow-Trias

Der bekannte Berliner Pathologe RUDOLF VIRCHOW (1821–1902) hat diese zur Gerinnselbildung notwendigen Faktoren zum erstenmal definiert (wir sprechen von der »Virchowschen Trias«). Diese Grundprinzipien haben sich durch die klinische Erfahrung bis heute bestätigt.

Lungenembolie droht

Während die oberflächliche Venenentzündung nur in ganz seltenen Fällen die Gefahr der Lungenembolie in sich birgt, ist die tiefe Beinvenenthrombose immer gefährlich. Dies gilt vor allem in der Frühphase der Thrombose, in der das Blutgerinnsel nur locker mit der Venenwand »verbacken« ist. Schon bei der geringsten körperlichen Belastung – selbst durch einen tiefen Atemzug oder durch einen Hustenstoß kann sich der Thrombus von der Venenwand loslösen und wird über das Herz in die Lungenstrombahn geschwemmt.

Verbleibt das Gerinnsel an der Venenwand, so wird es nach etwa einer Woche »organisiert«, d. h. das Gerinnsel wird bindegewebsartig fest und verschließt die Vene. Eine Auflösung des Thrombus ist dann kaum mehr möglich, die Gefahr der Lungenembolie vermindert sich.

Wer ist thrombosegefährdet?

In ca. 30–40% der Fälle läßt sich die Ursache einer tiefen Beinvenenthrombose nicht feststellen, sie kann aus völligem Wohlbefinden auftreten. Interessanterweise treten tiefe Beinvenenthrombosen links doppelt so häufig auf als rechts. Dies hängt mit den Abflußbedingungen im Becken zusammen. Linksseitig wird die Beckenvene durch die kreuzende pulsierende Arterie teilweise eingeengt und der Blutstrom ist dadurch verlangsamt.

Klinische Beobachtungen aus den vergangenen Jahrzehnten lassen eine Reihe von besonderen Risikofaktoren thromboembolischer

Erkrankungen erkennen. Aufgrund der Entstehungsgeschichte ist das Risiko, eine Thrombose zu bekommen, besonders groß:

- bei bettlägerigen Patienten
- bei bettlägerigen Patienten mit internistischen Erkrankungen (Herzinfarkt, Herzleistungsschwäche, Schlaganfall, schwere Infektionskrankheiten)
- beim Vorliegen von bösartigen Tumoren
- bei Strahlentherapie
- nach Operationen
- nach Unfällen
- nach Ruhigstellung eines Beines mit Gipsverband (wichtig: Gipskontrollen!)
- während der Schwangerschaft und nach der Entbindung (durch hormonelle Einflüsse)
- bei Einnahme von oralen Kontrazeptiva (extremes Risiko bei Raucherinnen, die die Pille einnehmen)
- bei vorbestehenden Venenleiden (z. B. ausgeprägter Krampfaderbildung)
- bei anatomischer Anomalie der linken Beckenvene, sog. Beckenvenensporn
- nach ungewöhnlichen Anstrengungen bei der Arbeit oder beim Sport
- bei längerem Sitzen, z. B. bei stundenlangen Autofahrten oder besonders Busfahren und Flügen in beengtem Raum (»Flugzeugthrombose oder Economy class-Syndrom«) s. S. 168
- bei angeborenen Anomalien des Gerinnungssystem, z. B. Protein-C-Mangel, Protein-S-Mangel, Antithrombin-III-Mangel
- bei großen Flüssigkeitsverlusten, z. B. im Hochsommer oder als Nebenwirkung bei Einnahme von harntreibenden Mitteln

Welche Warnsymptome hat die tiefe Venenthrombose?

Der Blutstau führt zu einer ausgeprägten Schwellneigung des gesamten Beines, vor allem wenn sich die Thrombose in die Oberschenkel- und Beckenvenen auswächst (Abb. 68). Die Haut kann dann prall gespannt sein. Vielfach führt der Venenstau auch zu einer Blauverfärbung des Beines (»livide Verfärbung«).

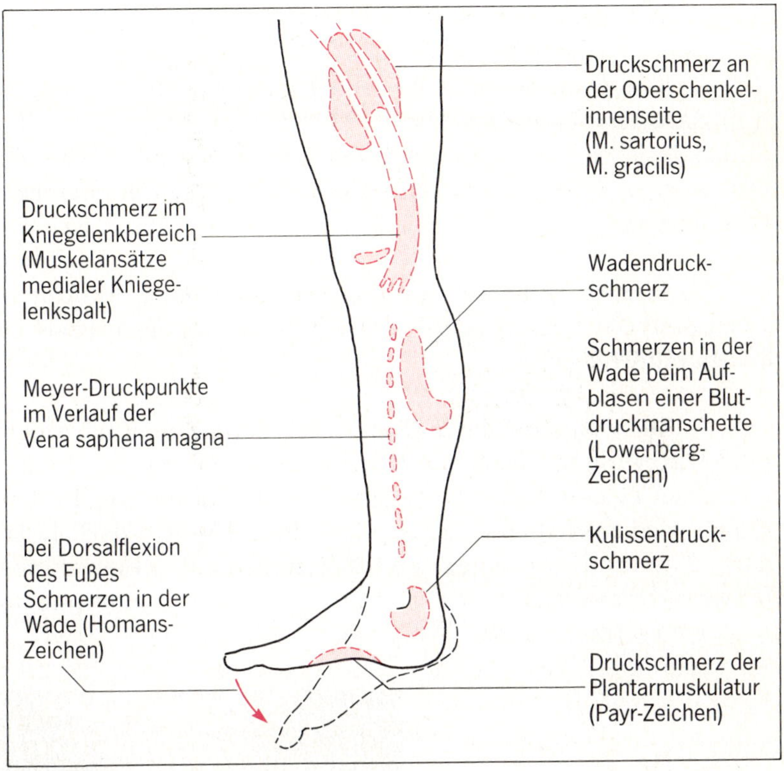

Abb. 68 Schmerzpunkte bei tiefer Beinvenenthrombose

Viele Patienten klagen über einen dumpfen Schmerz im ganzen Bein, typischerweise kommt es häufig zu einem Wadenmuskelschmerz, es entstehen Schmerzen beim Auftreten. Ist die Thrombose hochsitzend in einer Beckenvene, können uncharakteristische Bauchschmerzen auftreten, der Bauch und die Leistenbeugen können druckempfindlich sein. Im Gegensatz zur oberflächlichen Venenentzündung sind die oberflächlichen Venen nicht entzündlich gerötet. Allerdings treten manchmal im Bereich der vorderen Schienbeinkante kleine glänzende Hautvenen auf, die früher nicht sichtbar waren, die sog. Warnvenen. Allgemeine Krankheitszeichen, wie z. B. Fieber, Schüttelfrost und Ansteigen der Herzfrequenz sind eher selten.

Wie diagnostiziert der Arzt die Venenthrombose?

Der zugezogene Arzt erhebt zunächst die Vorgeschichte und inspiziert das betroffene Bein. Mit wenigen typischen Handgriffen erhärtet sich der Verdacht auf das Vorliegen einer tiefen Thrombose. Der Arzt wird in diesem Fall eine sofortige Krankenhauseinweisung veranlassen.

Liegen Hinweise für das Bestehen einer akuten tiefen Venenthrombose vor, so muß eine umfassende apparative Diagnostik durchgeführt werden.

Die weiterführende Diagnosestellung erfolgt mit Doppler-Technik (Abb. 69) und modernen Ultraschallverfahren, mit denen man das Gerinnsel in den tiefen Leitvenen genau orten kann. In den meisten Fällen wird zusätzlich eine sog. Phlebographie erforderlich. Dabei wird nach Punktion der einen Fußrückenvene mit einer dünnen Nadel Röntgenkontrastmittel gespritzt und das tiefe Venensystem kann somit genau dargestellt werden (Abb. 71).

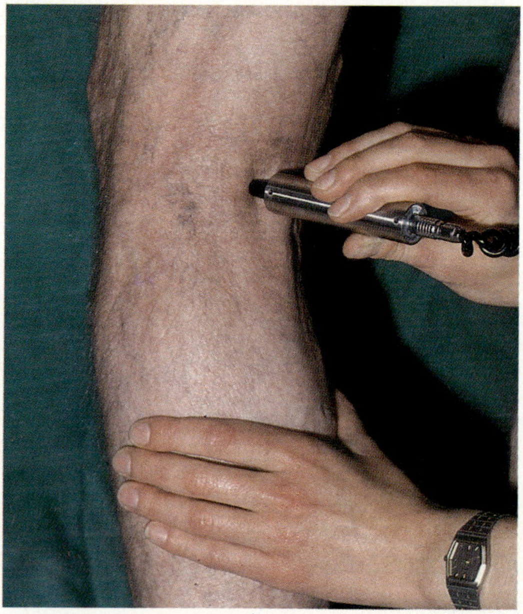

Abb. 69
Untersuchung der tiefen Vene auf Höhe des Kniegelenkes mit der Dopplersonde

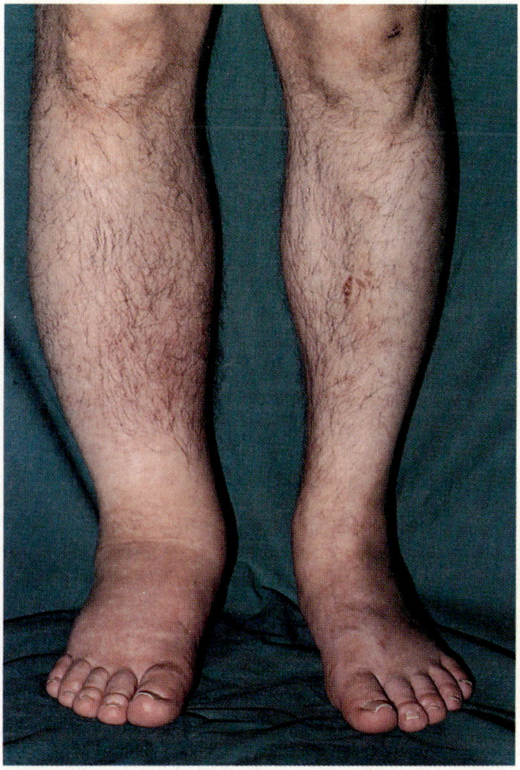

Abb. 70
Akute Oberschenkelvenenthrombose. Das Bein ist stark geschwollen

Behandlung der tiefen Venenthrombose

Die Behandlung der tiefen Beinvenenthrombose ist von mehreren Faktoren abhängig. Zunächst vom Alter des Patienten und natürlich von der Lokalisation und dem Ausmaß der Gerinnselbildung.

Das *Hochlagern der Beine* führt zu einem schnellen Abschwellen des betroffenen Beines und zur Schmerzlinderung. Die *Anlage eines Kompressionsverbandes* ist in jedem Fall erforderlich.

Bei einer reinen Thrombose der Unterschenkelvenen kann der Patient sogar ambulant behandelt werden. Über einen Zeitraum von 10–14 Tagen sind dann Heparininjektionen in die Haut erforderlich. Das betroffene Bein muß gewickelt werden (Kompressionsverband).

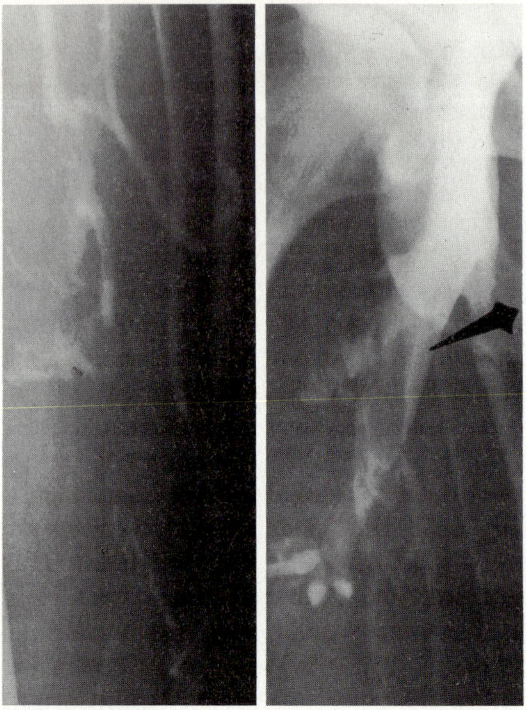

Abb. 71
Phlebographie bei demselben Patienten. Das Gerinnsel ragt zapfenartig (Pfeil) in den noch offenen Teil der mittels Kontrastmittel dargestellten Vene

Ist allerdings die Kniegelenksvene oder gar die Oberschenkel- oder Beckenvene thrombosiert, ist zur Vermeidung thromboembolischer Komplikationen strenge Bettruhe erforderlich. In Abhängigkeit vom Lebensalter und der Begleitkrankheiten, sowie Thromboseausmaß, muß dann entschieden werden, ob »nur« Heparin-Infusionen durchgeführt werden (sie verhindern lediglich das Wachstum der Thrombose) oder ob eine Thrombolysetherapie, beispielsweise mit Streptokinase, Urokinase oder mit Gewebsaktivatoren (t-PA) durchgeführt wird. Das Hauptziel einer Lysetherapie mit den oben genannten Enzymen ist die Beseitigung der Thrombose unter Erhaltung einer möglichst normalen Venenklappenfunktion. Damit lassen sich Spätschäden im Sinne eines sog. postthrombotischen Syndroms vermeiden. Die Lysebehandlung erfolgt unter Intensiv-Stationsbedingungen. Die Therapie, die immer das Risiko einer Blutung in sich birgt, wird über 3–10 Tage unter ständiger Kontrolle der Gerinnungsparameter durchgeführt. Regelmäßige Kontrolluntersuchungen mit Doppler- und Ultraschall-Technik sowie Kontroll-Phlebographien belegen den Fortgang der Gerinnselauflösung. Eine erfolgreiche komplette oder teilweise Thrombolyse ist in 50–80% der Fälle möglich. Die Sterblichkeit infolge Gehirnblutung unter der Thrombolysebehaldung liegt bei 0,1–1%. Der Patient muß vor dieser Behandlung natürlich genauestens über die möglichen Gefahren aufgeklärt werden. Entsprechende schriftliche Einwilligungsbestätigungen sind in jedem Fall notwendig.

Wann verbietet sich eine Thrombolysebehandlung?
Gegenanzeigen für die Thrombolyse sind:

Allgemein
- schwere Allgemeinerkrankung
- Tumorleiden
- eingeschränkte Lebenserwartung
- Alter über 70 Jahre

bei erhöhtem Blutungsrisiko
- nach vorausgegangenen intramuskulären Injektionen
- nach arterieller Punktion: 1 Woche
- nach Operationen: 10 Tage
- nach Schlaganfall: 3 Wochen
- bei erhöhtem Blutdruck (oberer Wert über 200 mmHg, unterer Wert über 110 mmHg)
- Magenschleimhautentzündungen (Gastritis) und Magen- und Zwölffingerdarmgeschwür (Ulkuskrankheit)

Operative Gerinnselentfernung

Akute frische Thrombosen der Becken- und Oberschenkelvenen können mit einem speziellen aufblasbaren Katheter auch operativ von der Leiste aus entfernt werden. Dies ist allerdings bereits nach 5–7 Tagen schon nicht mehr möglich, weil dann das Gerinnsel mit der Venenwand verhaftet ist. Zusätzlich können venöse Gerinnsel vom Fuß her mit der Hand ausgepreßt oder mit einer Gummibinde ausgewickelt werden. Die Thromben werden auf Leistenhöhe dann aus der Vene geholt. Diese Operation ist gefäßchirurgischen Zentren vorbehalten. Auch eine spezielle Narkose mit Überdruckbeatmung des Patienten ist erforderlich.

Weiterbehandlung nach der Entlassung aus dem Krankenhaus: Gerinnungshemmung!

Nach einer tiefen Beinvenenthrombose ist eine gerinnungshemmende Behandlung mit Heparinspritzen oder mit Marcumar® für einen Zeitraum von ca. 6 Monaten erforderlich. Die »Blutverdünnung« muß eingestellt werden auf Werte von 15–25 Quick oder 8–12 Thrombotest (TT). Ein gut sitzender Kompressionsstrumpf *muß konsequent tagsüber getragen werden*. Kontrolluntersuchungen beim Gefäßspezialisten nach 3 und 6 Monaten entscheiden über die Weiterführung der Blutverdünnung und der Kompressionsanwendung.

Thrombose der unteren Hohlvene (»Cava-Thrombose«)

Es handelt sich um eine Thrombose in der unteren Hohlvene. Dazu kommt es recht häufig als Komplikation einer beidseitigen Bekkenvenenthrombose. Die Ausprägung der Krankheitszeichen ist abhängig von der Verschlußhöhe. Der schlimmste Befund ist dann gegeben, wenn das Gerinnsel oberhalb der Einmündung beider Nierenvenen liegt. Es kommt dann zu einem schnellen Nierenversagen und ohne schnelles ärztliches Eingreifen muß mit einem tödlichen Ausgang gerechnet werden.

Da das Blut über die tiefen Leitvenen nicht mehr abfließen kann, sucht es sich Umgehungskreisläufe. Diese sind meist an der vorderen Bauchwand in Form von Krampfadern gut zu sehen (Abb. 72).

Für die Therapie gelten die gleichen Prinzipien wie bei der Behandlung der tiefen Beinvenenthrombose.

Folgen der Beinvenenthrombose

Wenn sich das entstandene Gerinnsel in den Beinvenen spontan auflöst oder wenn eine schnelle Thrombolysetherapie in der Klinik gelingt, entstehen bei intakt gebliebenen Venenklappen keine weiteren schweren Folgeschäden. In der Mehrzahl jedoch – bei 80–90% der Erkrankten – entsteht ein sog. **postthrombotisches Syndrom.** Darunter verstehen wir Spätschäden im betroffenen Bein, die nicht mehr rückgängig zu machen sind. Die klinischen Symptome der Spätfolgen treten nach einer Latenzzeit zwischen 1–30 Jahren nach Abklingen der akuten Thrombose auf.

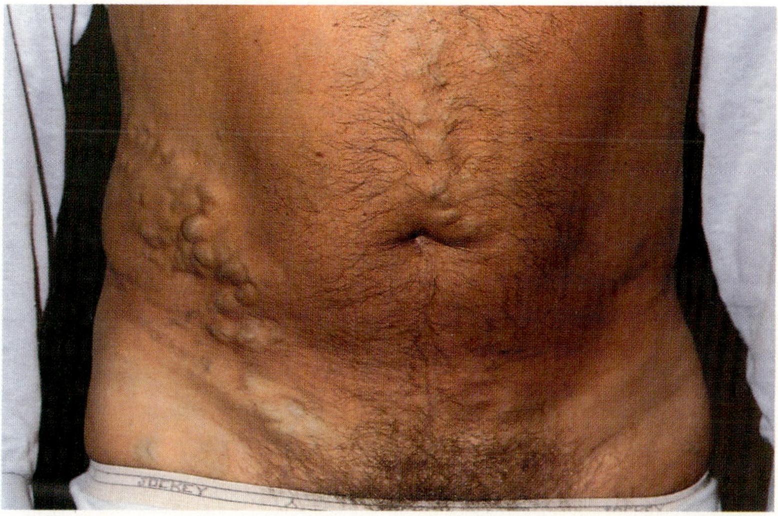

Abb. 72 Deutliche Krampfadern im Bereich der vorderen Bauchwand. Bei diesem Patienten war es 2 Jahre zuvor zu einer Thrombose der unteren Hohlvene nach vorausgegangener Beckenvene beidseits gekommen

Dazu gehören:

- Beinschwellungen durch erhöhten Abflußwiderstand und Zerstörung der Venenklappen.
- Schweregefühl in den Beinen, Verhärtung der Haut mit verstärkter Pigmentierung (bräunliche Verfärbung).
- Krampfaderbildung bis zur Entstehung von offenen Beinen (Ulcus cruris).

Weit über eine Million Menschen in Deutschland haben diese gefürchtete Komplikation des chronischen Venenleidens.

Phlegmasia coerulea dolens

Das Schreckgespenst unter den Venenthrombosen ist eine Sonderform der tiefen Beinvenenthrombose. Es handelt sich dabei um eine rasch fortschreitende komplette Thrombosierung aller venöser Abflußbahnen einer Extremität. Durch die massive Schwellung kommt es

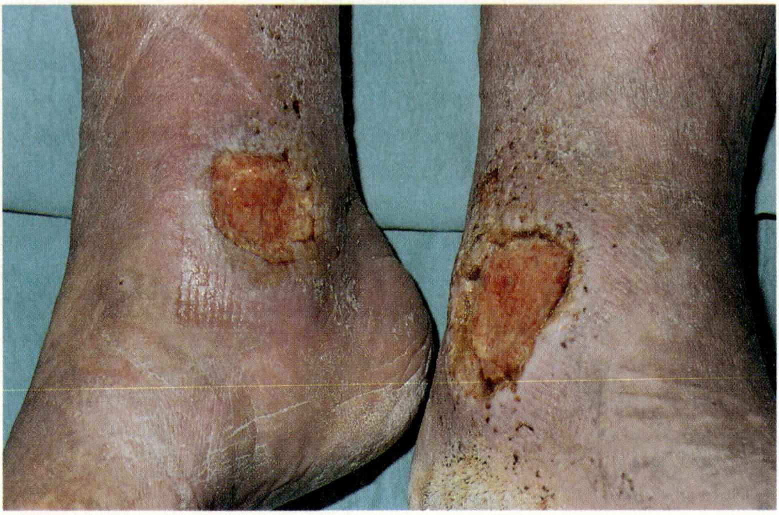

Abb. 73 Venöses Beingeschwür bei Zustand nach Beckenvenenthrombose

auch zu einem Strömungsstillstand in den Haargefäßen (feinsten Verästelungen) und so kommt auch die arterielle Durchblutung zum Erliegen. Häufig geraten diese Patienten in den Schock. Das Leben ist oft nur durch eine Amputation der betroffenen Extremität zu retten, sofern eine Thrombolysebehandlung nicht wirksam ist.

»Economy-class-Syndrom« – »Flugzeugthrombose«

Für gesunde Flugreisende besteht trotz entstehender Unterschenkelschwellungen keine große Gefahr, wegen flugbedingter Bewegungsarmut eine Thrombose zu bekommen.

Venenkranke Patienten sind allerdings erheblich gefährdet.

Was kann man prophylaktisch tun?

- Vor dem Flug Gangplatz reservieren lassen. So können Sie ungehindert aufstehen
- Während des Fluges regelmäßig isometrische Übungen
- Tragen einer Stützstrumpfhose bzw. von Kompressionsstrümpfen

- Viel Flüssigkeit vor und während des Fluges trinken (»Blutverdünnung«)
- Bei starker Gefährdung Low-dose Heparinisierung
- Mit Azetylsalizylsäure (ASS) ist keine ausreichende Sicherheit gegeben!

Armvenenthrombose

Thrombosen können sich grundsätzlich in allen Körpervenen entwickeln. Allerdings sind nur etwa 1–2% aller Thrombosen der Extremitätenvenen in den Armen lokalisiert. Spontane Thrombosen der Schlüsselbeinvene (Vena subclavia) und der Achselvene (Vena axillaris) können nach leichter und schwerer Armarbeit plötzlich auftreten. Diese Thrombose wird deshalb auch als »Effort«-Thrombose bezeichnet. In der medizinischen Literatur ist diese Thrombose auch als Paget von Schrötter-Syndrom bekannt. Bei jungen Patienten sehen wir die Armvenenthrombose nicht selten nach Handballspielen und nach Tennis. Hier sind die Krankheitszeichen: Schwellung, Schmerzen und eine bläuliche Verfärbung des Armes und der Hand.

Auch nach ärztlichen Eingriffen kann es zu einer solchen Thrombose kommen:

- nach längerer Behandlung mit einem Venenkatheter
- nach Infusion von hochkonzentrierten Infusionslösungen
- nach Einpflanzung eines Herzschrittmachers

Patienten unter Strahlentherapie im Brustbereich sind ebenfalls gefährdet. Zur Diagnosesicherung ist wie bei der tiefen Beinvenenthrombose eine Phlebographie notwendig (Abb. 74).

Plötzliche tiefe Venenthrombose: immer an Tumorleiden denken

Bei ohne äußeren Grund und vor allem wiederholt auftretenden oberflächlichen Venenentzündungen, müssen Patienten mit tiefen Beinvenenthrombosen ebenfalls genauestens untersucht werden, ganz

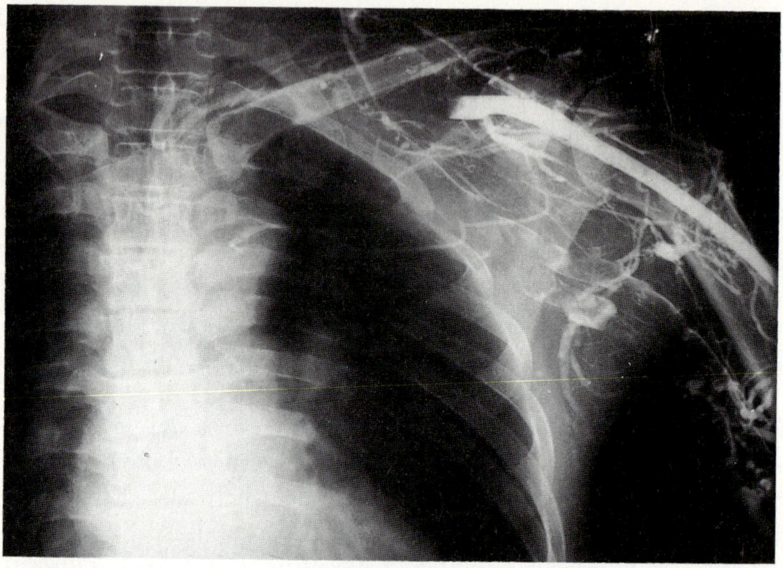

Abb. 74 Akute Thrombose der Schlüsselbeinvene (V. subclavia) in der Röntgenkontrastdarstellung

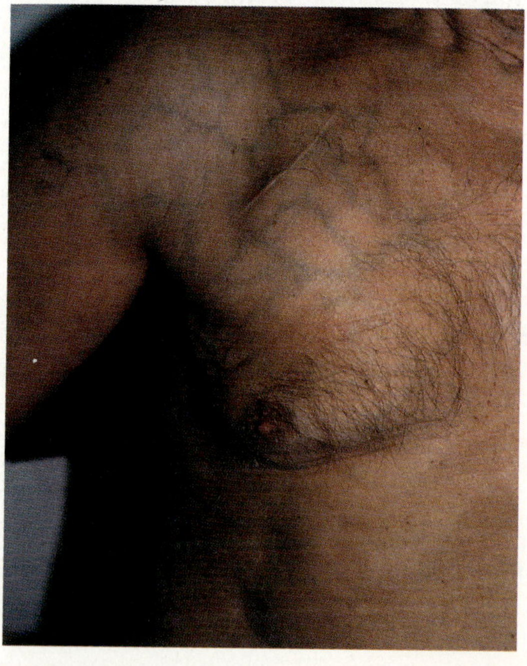

Abb. 75
Äußerlich sichtbare Umgehungskreisläufe (Kollateralkreislauf) bei Verschluß der tiefen Schlüsselbeinvene

besonders dann, wenn eine klare Ursache der Thrombose nicht ersichtlich ist. Die tiefe Thrombose ist nämlich nicht selten das erste äußere Anzeichen für eine bösartige Grunderkrankung.

In einer kürzlich veröffentlichten Untersuchung fanden Ärzte einer Spanischen Klinik unter insgesamt 113 Patienten mit tiefen Beinvenenthrombosen 12 Patienten mit bislang verborgenen Tumoren. Die häufigsten Tumorarten waren Krebsgeschwülste im Magen, in der Blase, in der Bauchspeicheldrüse, im Dickdarm und Lungentumore. Bemerkenswert war, daß viele der so entdeckten Tumorkrankheiten in einem bemerkenswert frühen Stadium waren. Wir wissen seit langem, daß die Thrombose ein sog. »paraneoplastisches Syndrom« darstellen kann, d.h. ein Warnsymptom »neben« einem Tumorleiden. Deshalb stellen wir Patienten mit Thrombosen ohne äußere erkennbare Ursachen diagnostisch »auf den Kopf«. Als nützliche Abklärungsmaßnahmen empfehlen sich:

- Routinelabor mit Blutsenkung
- Bestimmung der Tumormarker im Blut (z.B. CEA, das »Carcino Embryonale Antigen«)
- Thoraxröntgenaufnahme sowie die Ultraschalluntersuchung oder ein Computertomogramm (CT) des Bauchraums
- ggf. weitergehende Untersuchungen wie Röntgenkontrastdarstellungen des Magen-Darmtraktes bzw. Magen-Dünn- und Dickdarmspiegelungen

Fest steht: Wenn die intensive Diagnostik nach einer tiefen Thrombose der Beinvenen ohne äußere erkennbare Ursache noch konsequenter durchgeführt werden würde, könnte mancher bösartige Tumor früher entdeckt werden!

Die Behandlung der Thrombose

Wirkstoff des Blutegels: Neue Hoffnung in der Thromboseforschung

Die Beschäftigung mit Hirudin, einem Eiweißstoff aus den Speicheldrüsen des Blutegels, erlebt derzeit eine Renaissance. Heute gilt Hirudin in der Medizin als stärkstes bekanntes Antithrombotikum, das Gerinnsel in Arterien und Venen verhindert. Hirudin kann leider aus Blutegeln nur in unzureichenden Dosen gewonnen werden. Hunderte von Blutegeln wären erforderlich, um eine einzige thrombosehemmende Dosis zu erhalten. Wegen der mangelnden natürlichen Verfügbarkeit war Hirudin in Vergessenheit geraten. Durch die Fortschritte in der Gentechnologie ist es jetzt gelungen, Hirudin in ausreichenden Mengen verfügbar zu machen. Das gentechnologisch produzierte Hirudin weist die gleichen pharmakologischen Eigenschaften wie das aus Blutegeln gewonnene Hirudin auf.

Wie wirkt Hirudin?

Im Blut bindet sich Hirudin an Thrombin, das die Umwandlung der Fibrinvorstufe Fibrinogen in Fibrin bewirkt. Hirudin vermag Thrombin zu blockieren, das feinabgestimmte Gerinnungssystem ist gestört. Ein Gerinnsel kann nicht gebildet werden. Hirudin ist also ein direkter Gegenspieler (Antagonist) von Thrombin. Dies ist ein entscheidender Vorteil gegenüber Heparin. Bekanntlich greift Heparin nur indirekt in den Blutgerinnungsprozeß ein. Es stimuliert einen natürlich im Blut vorkommenden Gegenspieler des Thrombins, das Antithrombin III. Heparin ist also auf das Vorhandensein von Kofaktoren angewiesen, um gerinnungshemmende Aktivitäten zu entfalten. Ausgezeichnete Wirksamkeit und gute Verträglichkeit machen Hirudin möglicherweise zum Gerinnungshemmer der Zukunft!

In den ersten Tierversuchen verlängert Hirudin die Blutgerinnungszeit, ohne Nebenwirkungen auszulösen, wie sie von anderen gerinnungshemmenden Mitteln bekannt sind. Dies gilt insbesondere für eine erhöhte Blutungsgefahr. Da es nur eine ganz schwache Antikörperwirkung hat, sind allergische Reaktionen nicht zu erwarten. Experimentell erzeugte Thrombosen im Tiermodell lassen sich durch Hirudin zuverlässig verhindern.

Allerdings steht Hirudin erst am Anfang seiner klinischen Entwicklung und es muß sich zeigen, ob die in den ersten Tierexperimenten gewonnenen günstigen Erfahrungen sich auch im klinischen Versuch am Menschen bestätigen lassen. Es besteht aber nach Auffassung von Forschern der Firma Hoechst und der Behringwerke die begründete Hoffnung, daß mit der gentechnologischen Herstellung von Hirudin der Thrombosetherapie neue Chancen und Wege geboten werden können.

Schlangengift zur Thrombosetherapie

Eine englische Arbeitsgruppe arbeitet an dem neuen mit einem Kostenaufwand von 10 Mio Pfund eingerichteten Thromboseforschungsinstitut in London an Eiweißmolekülen aus Schlangengiften. Diese »exotischen Wirkstoffe« erweisen sich als Hemmer für die Ablagerung von Blutplättchen oder der Bildung von Pfropfen im Blutgefäßsystem. Sie sind offenbar sehr spezifisch wirksam, scheinen nicht toxisch (giftig) zu sein und sind sehr kurzlebig, was ein großer Vorteil sein kann, da sie innerhalb von Stunden nach der Verabreichung ihre Wirkung im Blutkreislauf verlieren. Außerdem sind die Eiweißstoffe so klein, daß sie vom Immunsystem des Patienten nicht »wahrgenommen« werden und somit wahrscheinlich nicht zu allergischen Reaktionen führen können. Dies ist allerdings sicher noch Zukunftsmusik, und es sind noch jahrelange Forschungsaktivitäten erforderlich, bis diese Schlangengifte am Menschen erprobt werden können.

Die Lungenembolie: Eine lebensgefährliche Komplikation der tiefen Beinvenenthrombose

Zur Lungenembolie kommt es, wenn sich ein Blutgerinnsel (Thrombus) von der Venenwand losreißt und mit dem Blutstrom übers Herz in die Lungenstrombahn gelangt. Hier kann es als »Embolus« ein kleines oder großes Gefäß verschließen. Die direkte Folge ist ein Blutrückstau bis zum rechten Herzen. Akute Atemnot tritt auf, der Puls ist beschleunigt.

Kommt es zu einem Verschluß eines Hauptstammes (foudroyante Lungenembolie) der Lungenarterie, bricht der Lungenkreislauf zusammen und der Tod tritt ein. Wird nur ein sehr kleiner Ast der Lungenschlagader betroffen, kann die Lungenembolie auch klinisch stummm verlaufen, d. h. der Patient hat keinerlei Krankheitszeichen.

Die Zahl der tödlichen Lungenembolien pro Jahr wird in Deutschland auf 20000–30000 geschätzt; damit nimmt die Lungenembolie in der Todesursachenstatistik unverändert den dritten Platz ein. Bei bis zu 15% aller Verstorbenen wird die Lungenembolie als Todesursache angesehen. Nur ein Bruchteil davon werden zu Lebzeiten diagnostiziert. Dies zeigt, wie heimtückisch diese schwere thromboembolische Komplikation verlaufen kann.

Woher kommen die Embolien?

Über 90% aller Embolien kommen aus den Beinvenen. Am häufigsten aus dem Bereich der Becken- und Oberschenkelvenen. Aber auch bei Thrombose der Unterschenkelvenen kann es zu einer Lungenembolie kommen. Im Gegensatz zu früheren Auffassungen können Lungenembolien auch aus entzündeten oberflächlichen Venen (»Thrombophlebitis«) stammen. Dies gilt vor allem für Entzündungen im Oberschenkelbereich. Ganz selten stammen die Gerinnsel bei Frauen aus Venengeflechten der Gebärmutter und beim Mann aus den Venennetzen in und um die Vorsteherdrüse (Prostata).

Welche Krankheitszeichen treten auf?

Bei kleineren Lungenembolien klagen die Patienten meist nur über gut lokalisierbare atemabhängige Beschwerden im Brustraum. Kommt es zu einer plötzlichen, schnell verlaufenden Lungenembolie, treten schwerste Schmerzen hinter dem Brustbein auf. Die Symptome können denen des akuten Herzinfarktes gleichen:

- Atemnot setzt ein,
- Rippenfellschmerzen sind häufig
- der Puls ist beschleunigt,
- es kommt zum Schweißausbruch, Bluthusten, und häufig empfindet der Patient Todesangst

Wie diagnostiziert der Arzt die Lungenembolie?

Lungenembolien werden aufgrund der oft uncharakteristischen Beschwerden und Symptome häufig nicht oder nicht rechtzeitig erkannt.

Bei schweren Lungenembolien treten typische Veränderungen im **EKG** auf, die auf eine akute Belastung des rechten Herzens schließen lassen. Es ist sehr hilfreich für die behandelnden Ärzte, wenn der Patient ein Vor-EKG mit ins Krankenhaus bringt. Beim geringsten Verdacht auf eine Lungenembolie muß natürlich sofort eine stationäre Einweisung erfolgen.

Laborwerte sind leider meist nicht richtungsweisend verändert. Sie können also eine Lungenembolie weder ausschließen noch bestätigen.

Bei einer bedeutsamen Lungenembolie sind die **Blutgase** (Konzentration von Sauerstoff im Blut) meist verändert. Die Sauerstoffkonzentration ist erniedrigt, weil ein Teil der Lunge ausfällt.

Eine einfache Röntgenuntersuchung (»Röntgen-Thorax«) der Lunge ist meist auch nicht diagnostisch richtungsweisend.

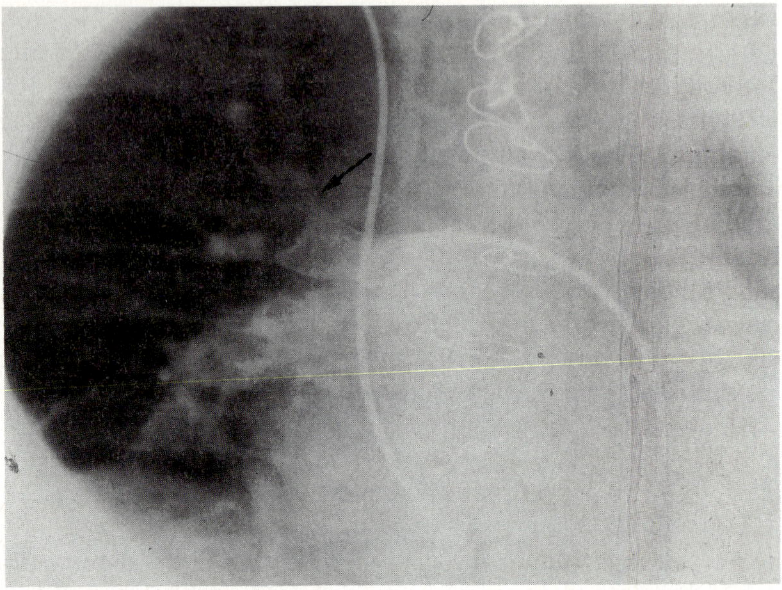

Abb. 76 Thromboembolischer Verschluß der Lungenarterie (Pfeil). Der Patient hatte Tage zuvor ein geschwollenes Bein bekommen. Er hielt die Beschwerden für die Folge einer Muskelzerrung. Am Mittagstisch kollabierte der Patient plötzlich und wurde unter Wiederbelebungsbemühungen mit einem Notarztwagen auf unsere Intensivstation transportiert

Dagegen ist die **Darstellung der Lungenschlagader mittels Röntgenkontrastmittel** im Rahmen einer Herzkatheteruntersuchung (sog. »Pulmonalisangiographie«) die einzige Methode, die eine sichere Diagnose oder den Ausschluß einer Lungenembolie erlaubt (Abb. 75).

Bei der Herzkatheteruntersuchung können auch die bei der Lungenembolie erhöhten Druckwerte im rechten Herzvorhof, in der rechten Herzkammer und in der Lungenarterie gemessen werden.

In jedem Fall müssen die Beinvenen genauestens auf Thrombosen untersucht werden. Die Beine müssen in der Regel sofort gewickelt werden.

Eine hohe diagnostische Treffsicherheit hat auch die **Lungenszintigraphie.** Dabei wird nach der intravenösen Injektion eines radio-

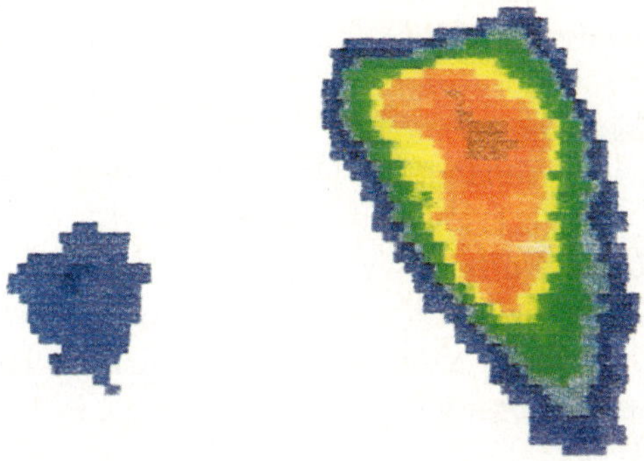

Abb. 77 Lungen-Szintigraphie nach abgelaufener schwerer Lungenembolie mit völligem Ausfall der rechten Lunge

aktiven Mittels (meist Technetium) die Lunge szintigraphisch dargestellt. Abb. 77 zeigt das Szintigramm beim zuvor vorgestellten Patienten.

Behandlungsmöglichkeiten bei Lungenembolie

Operation kann lebensrettend sein!

Eine kausale Therapie der akuten Lungenembolie muß zum Ziel haben, die Lungenstrombahn von verstopfenden Gerinnseln zu befreien. Eine sofortige chirurgische Behandlung kann lebensrettend sein, vor allem bei einer massiven Lungenembolie mit einer Blockierung der großen Lungenschlagadern mit Gerinnsel. Diese, in entsprechend eingerichteten Kliniken (eine Herz-Lungen-Maschine ist erforderlich) mögliche Operation wird nach dem Erstbeschreiber dieser Operationstechnik, dem Berliner Chirurgen FRIEDRICH TRENDELENBURG (1844–1924) benannt. Er hat 1907 erstmals eine Lungenarterie eröffnet und einen großen Thrombus aus der Lungenschlagader entfernt. Die Sterblichkeitsrate bei dieser Operation, die meist von Herzchirurgen durchgeführt wird, beträgt heute trotz Einsatz der Herz-Lungen-

Maschine in verschiedenen Statistiken noch 13–23%. Allerdings wird nur in seltenen Fällen die Möglichkeit gegeben sein, akut zu operieren.

Konservative Behandlung: Heparin – Tropf oder Thrombolyse

In **leichten Fällen** wird eine 7–14tägige stationäre Behandlung durchgeführt, wobei der Patient eine Dauertropf-Infusion mit Heparin erhält. Heparin verhindert das Gerinnselwachstum und die Entstehung neuer Thromben.

Bei **mittelschweren und schweren Lungenembolien** mit Beeinträchtigung der Kreislauffunktion und schlechter Sauerstoffspannung im Blut wird heute eine thrombolytische Therapie durchgeführt. Mit Infusionen von Streptokinase oder Urokinase bzw. mit Plasminogen-Aktivatoren wird versucht, das Gerinnsel aktiv wieder aufzulösen (Thrombolyse). Es ist eindeutig bewiesen, daß die Verabreichung der Enzympräparate der alleinigen Heparinisierung deutlich überlegen ist. Diese Therapie birgt allerdings immer die Gefahr der Blutungskomplikation in sich. Die direkte Infusion dieser Medikamente in die Lungenschlagader während einer Herzkatheteruntersuchung hat sich bewährt, ja sie ist sogar eine erfolgversprechende Alternative zur Operation geworden.

Welche Langzeitbehandlung ist erforderlich?

Thrombozytenfunktionshemmer wie Aspirin sind nicht geeignet. Die Dauer der Antikoagulation nach stattgehabter Lungenembolie ist heute noch etwas umstritten. Patienten, bei denen eine Thrombose und Lungenembolie durch eine Verletzung, Gips oder andersartige Immobilisation ausgelöst wurde, werden 6–24 Monate gerinnungshemmend mit oralen Antikoagulanzien behandelt.

Ist die Thrombose und die Lungenembolie allerdings durch einen angeborenen Defekt der Blutgerinnung verursacht (z. B. Mangel von Antithrombin III oder bei Protein-C-Mangel), muß eine lebenslängliche gerinnungshemmende Behandlung mit Kumarinen erfolgen.

Ultima ratio: Schirmfilter-Einpflanzung in die Bauchvene

Wenn es trotz korrekter Antikoagulation oder bei Unmöglichkeit einer Antikoagulation wegen Gegenanzeigen für Marcumar zu sich wiederholenden Lungenembolien kommt, kann heute ein Schirmfilter in die untere Hohlvene eingepflanzt werden (Abb. 78 a/c). Dieser soll Embolien aus den Beinvenen abhalten. Die Einbringung dieser Schirme kann operativ oder mit einem Spezialkatheter über eine Beinvene eingebracht werden. Diese Schirmeinpflanzung stellt wirklich einen großen Fortschritt dar. Früher mußte in solchen Fällen die untere Hohlvene ganz unterbunden werden. Die Folge waren schwere venöse Stauungserscheinungen in den Beinen.

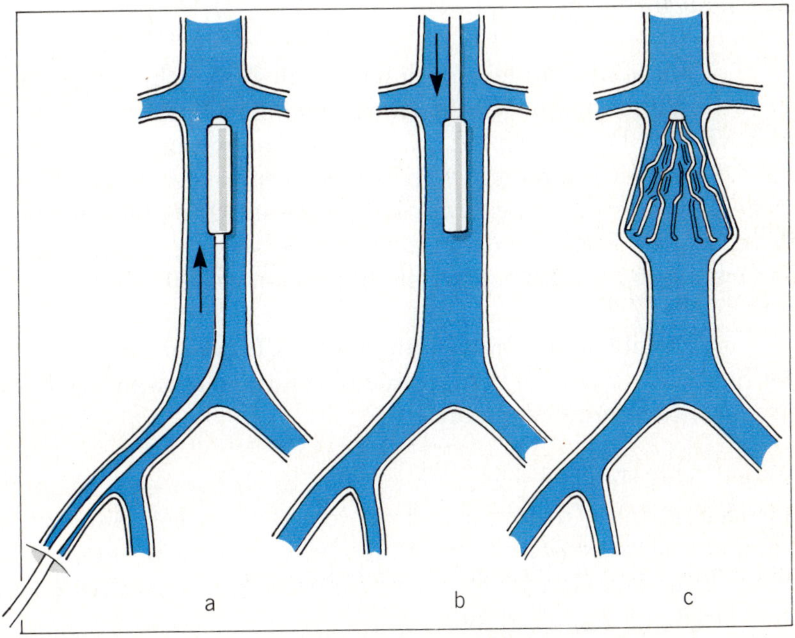

Abb. 78 Einpflanzung eines Filters in die untere Hohlvene
a/b Über eine Sonde wird der Filter über die rechte Oberschenkel- und Beckenvene oder von der Halsvene aus in die untere Hohlvene eingeführt.
c Nach Entfernen der Hülse um das Maschendrahtgeflecht spannt sich die Filtervorrichtung selbst in der Bauchvene auf. Gerinnsel bleiben so in dem Filter hängen. Lungenembolien können verhindert werden.

Der Einsatz von Gerinnungshemmern während der Dialysebehandlung (Blutwäsche) und der Herz-Lungen-Maschine

Bei Patienten, deren Nierenfunktion so weit absinkt, daß Abfallstoffe aus dem Körper und Wasser nicht mehr in entsprechenden Mengen ausgeschieden werden können, muß die »künstliche Niere«, die Dialysemaschine, die Ausscheidungsfunktion übernehmen. Das Blut wird über ein Schlauchsystem in einen außerhalb des Körpers befindlichen Filter geleitet und so von Abfallstoffen und von Wasser befreit. Das gereinigte Blut wird dann durch die Maschine wieder in den Kreislauf zurück gepumpt.

Um eine Blutgerinnselbildung im Schlauch- oder Filtersystem zu verhindern, muß die Blutgerinnung während der Dialysezeit verhindert werden. Dies geschieht im allgemeinen durch die Gabe von Heparin. Die Dosis ist abhängig vom Typ des Dialysegerätes und den vorbestehenden Gerinnungswerten des Patienten. Die Heparinwirkung ist meist bis zum Ende der 6stündigen Dialysesitzung abgeklungen, so daß danach kaum noch Blutungskomplikationen zu befürchten sind.

Es gibt neue Entwicklungen, das Heparin mit der Oberfläche des Schlauchsystem zu vernetzen und somit die notwendige Heparindosis für den Patienten zu reduzieren.

Um Heparin einzusparen, wird auch über eine Dauertherapie mit Kumarinen diskutiert, denn die Dialysebehandlung ist eine Behandlung über Jahre und Jahrzehnte und nicht selten kommt es dann unter jahrelanger Heparinzufuhr zu Knochenschwund mit entsprechenden Komplikationen.

Bei Operationen am Herzen, z. B. Bypassoperationen oder Herzklappenersatz, wird die Funktion des Herzens während der Operation von der Herz-Lungen-Maschine übernommen.

Auch hier ergibt sich wie bei der Dialyse das Problem, daß sich am Schlauch- und Pumpsystem, das für die Blutbestandteile Fremdmaterial darstellt, Blutgerinnsel bilden und mit dem Blut in den Körperkreislauf ausgeschwemmt werden können.

Um dies zu verhindern, wird zur Blutgerinnungshemmung Heparin verwendet. Nach der Operation kann dann die Heparinwirkung medikamentös mit Protamin aufgehoben werden.

Rauschgift Kokain: hohes Thromboserisiko

Kokain ist nach Auffassung amerikanischer Internisten ein klassischer unabhängiger Risikofaktor für die Entstehung von Herz-Kreislauf-Erkrankungen. Dr. LOUIS L. CREGLER von der New Yorker Mount Sinai School of Medicine berichtete, daß sich in den 80er Jahren, als Kokain in den USA immer stärker konsumiert wurde, die Fälle von Herz-Kreislauf-Erkrankungen wesentlich häufiger auftraten. Bis zu zehn Prozent aller in einer Notfall-Ambulanz behandelter Patienten wiesen Herz-Kreislauf-Beschwerden auf, die in engem zeitlichen Zusammenhang mit einer Kokain-Einnahme standen.

Die klinischen Symptome nach Kokain waren unterschiedlich: Am häufigsten wurden beobachtet:

Angina pectoris und Herzinfarkt
Störungen des Herzrhythmus
Herzinnenwand- und Herzmuskelentzündung
Thrombosen
Schlaganfälle

Wie es zu diesen Komplikationen kommt, ist noch nicht bekannt. Die amerikanischen Autoren appellierten an ihre Kollegen, gerade bei jüngeren Patienten mit unklaren Symptomen einer Herz-Kreislauferkrankung an Kokainkonsum zu denken. Dies ist sicherlich nicht nur ein amerikanisches Problem: Bekanntlich ist Kokain in Deutschland eine gängige Droge geworden.

Häufige Fragen unserer Patienten:

Zur Einnahme

Sind immer Gerinnungskontrollen erforderlich?

Ohne regelmäßige Gerinnungskontrollen dürfen Kumarine nicht eingenommen werden. Wenn ein Arzt Marcumar verschreiben würde ohne Gerinnungskontrollen, läge eindeutig ein Kunstfehler vor.

Wann sollen Gerinnungshemmer (z. B. Marcumar) eingenommen werden?

Nach Plan, am besten täglich zur gleichen Stunde, z. B. abends, und zwar die verordnete Tagesdosis auf einmal. Dies hat den Vorteil, daß einerseits nach einer Gerinnungsuntersuchung noch am gleichen Tag eine Korrektur der Dosis vorgenommen werden kann. Andererseits wird nach unserer Erfahrung die Tabletteneinnahme seltener vergessen, wenn sie in das abendliche Ritual des Zubettgehens einbezogen wird.

Soll man den Antikoagulanzienausweis immer mit sich führen?

Langzeitpatienten sollten in jedem Fall immer den Paß mit sich führen.

Darin sollten penibel die Gerinnungsergebnisse und die Dosierung eingetragen werden. Hilfreich, vor allem auch für Notfälle, sind auch kleine Ausweiskarten im Kreditkartenformat (z. B. erhältlich bei der Fa. Hoffmann La Roche).

Soll man eine Notfallampulle mit Konakion® im Ausweis bei sich führen?

Dies wird unterschiedlich beurteilt. Wir empfehlen dies nach wie vor. Es ist nicht ratsam, daß Sie Dragees oder Tropfen als Notfallpräparat bei sich führen. Bei schweren Blutungszwischenfällen und der Unmöglichkeit einer sofortigen Injektion (z. B. auf Reisen) kann die Ampullenlösung getrunken werden. Der Effekt setzt dann allerdings erst nach ungefähr sechs Stunden ein. Kontrollieren Sie bitte Ihre Konakion-Ampulle: Beim früher eingesetzten Konakion MM® handelt es sich um ein öllösliches Vitamin, das sich durch Vermischungsvorgänge milchig trüben kann. Derartige Ampullen müssen vernichtet werden.

Die Injektion von Konakion ist wegen Thromboemboliegefahr *nur bei wirklich bedrohlichen* Blutungskomplikationen angezeigt.

Kann Marcumar abrupt abgesetzt werden?
Wir sind heute der Auffassung, daß Marcumar wegen seiner langen Wirkung (sog. lange Halbwertszeit) abrupt abgesetzt werden kann. Ein früher häufig praktiziertes »Ausschleichen« der Dosis ist nicht erforderlich.

Wie muß ich mit Alkohol umgehen?
Der gelegentliche Genuß von geringen Alkoholmengen (z. B. Wein und Bier) ist unproblematisch. Alkohol wird aber zur potentiellen Gefahr, wenn zuviel getrunken wird und der Patient Gefahr läuft sich zu verletzen. Schädel-Hirn-Verletzungen sind dabei am gefürchtetsten.

Wie hoch soll Aspirin dosiert werden?
Die Dosierung von Azetylsalizylsäure ist noch ein Problem. Noch herrscht weitgehende Uneinigkeit über die zu empfehlende Höhe der Tagesmenge. Ihr Arzt legt für die jeweilige Indikation und Situation die individuelle Tagesdosis fest. Insgesamt scheint sich die Dosierungsempfehlung in Richtung sehr viel niedrigerer Mengen von Azetylsalizylsäure einzupendeln, z. B. 100 mg täglich.

Zu den Nebenwirkungen

Gibt es eine Prophylaxe des Haarausfalls?
Unter einer Behandlung mit Kumarinen kann es – manchmal auch erst nach einer Latenzzeit von mehreren Wochen – zu einem diffusen Haarausfall (Alopecia diffusa) kommen. Es ist wichtig zu wissen, daß nach Beendigung der Behandlung und manchmal auch schon unter der Therapie das Haarwachstum, manchmal sogar üppiger als zuvor, einsetzt. Eine spezielle Prophylaxe gibt es nicht.

Heilen Wunden unter einer Kumarinbehandlung schlechter?

Die in einzelnen Berichten erwähnten Wundheilungsstörungen haben sich in statistischen Untersuchungen nicht bestätigen lassen. Dagegen kommt es zu einer verzögerten Heilung nach Knochenbrüchen (Frakturen).

Kann Marcumar auch im hohen Alter gegeben werden?

Hohes Alter per se ist keine Gegenanzeige. Allerdings wird der behandelnde Arzt genauestens nach weiteren Risiken fahnden und individuell entscheiden. Im Alter ist die Wochen- und Tagesdosis von Marcumar niedriger. Gegen eine niedrigdosierte Heparin-Prophylaxe spricht auch im hohen Alter nichts.

Zu Zahnbehandlung, Injektionen und Operationen

Wann informiere ich den Zahnarzt?

Nach der Einleitung einer gerinnungshemmenden Behandlung ist es wichtig, daß der betreffende Zahnarzt baldmöglichst informiert wird. Achten Sie darauf, daß nicht nur der Hausarzt, sondern auch der Zahnarzt vom entsprechenden Zentrum oder vom Thrombosearzt einen Arztbrief bekommt. Besprechen Sie auch Besonderheiten der Zahnpflege (z. B. geeignete Zahnbürsten, spezielle Zahnseide, Munddusche usw.).

Wie ist vor Zahnextraktionen vorzugehen?

Bei kieferchirurgischer Behandlung, speziell bei Zahnextraktionen braucht die Antikoagulanzienbehandlung nicht unterbrochen zu werden. Hier hat in letzter Zeit ein erheblicher Wandel im Denken eingesetzt. Wenn nicht gerade Serienextraktionen geplant sind, können auch bei verlängerten Gerinnungszeiten (Quickwerte über 30) Zahnextraktionen durchgeführt werden. Für den Patienten ist letzten Endes der geringe Blutverlust aus einer Zahnalveole im allgemeinen weniger bedrohlich als eine Thromboembolie!

Natürlich muß der behandelnde Zahnarzt genauestens informiert sein. In jedem Fall ist unmittelbar vor dem Zähneziehen eine

Gerinnungskontrolle erforderlich. Sollten mehrere Zähne entfernt werden, empfehlen wir aber die stationäre Aufnahme und die vorübergehende Heparinisierung, vor allem bei Risikopatienten, wie bei Trägern von künstlichen Herzklappen.

Kann eine stationäre Aufnahme bei Zahnbehandlungen sinnvoll sein?
In manchen Fällen ist die stationäre Aufnahme vor einer Zahnbehandlung wirklich anzuraten, vor allem bei Patienten, die stark emboliegefährdet sind (z. B. nach Ersatz der Mitralklappe oder wenn bereits zuvor Embolien aufgetreten sind). In vielen Fällen wird neben der Umstellung der Blutgerinnung auch eine antibiotische Behandlung (beispielsweise zum Schutz vor einer Herzinnenwandentzündung) erforderlich.

Kann eine Grippeschutz- oder Wundstarrkrampf-(Tetanus-)Impfung durchgeführt werden?
Prinzipiell ja, wenn eine Impfung notwendig erscheint, sollte die Injektion flach unter die Haut (subkutan) erfolgen. Intramuskuläre Injektionen sind absolut verboten. Dagegen können intravenöse Injektionen problemlos durchgeführt werden.

Muß Aspirin vor Operationen abgesetzt werden?
Ja, die meisten Chirurgen, insbesondere die Herzchirurgen, empfehlen etwa 8–10 Tage vor allen geplanten Operationen mit Aspirin und andere Plättchenfunktionshemmer abzusetzen. Es ist eine bekannte Tatsache, daß es im Operationsgebiet unter Aspirin deutlich stärker blutet und daß es sogar zu gefährlichen Blutungskomplikationen während und nach dem chirurgischen Eingriff kommen kann. Besprechen Sie bitte mit Ihrem Arzt, ob nach dem Absetzen von Aspirin zur gerinnungshemmenden Prophylaxe eine Heparinbehandlung erforderlich ist.

Wie werde ich auf Reisen und im Urlaub mit den Kontrollen fertig?
Wichtig ist, daß sichergestellt wird bereits vor der Reise, daß im Reiseland Gerinnungsanalysen möglich sind. Dies kann auch in Rücksprache mit dem Reisebüro oder mit den zuständigen Konsulaten geklärt werden. Vor allem bei längeren Auslandsaufenthalten emp-

fiehlt sich das Erlernen der Quickwert-Selbstbestimmung. Inzwischen gibt es bereits kleine Bereitschaftskoffer mit einem kleinen Coagulometer und den nötigen Reagenzien*. Die Krankenkassen unterstützen meistens die Anschaffung, weil durch die Quickwert-Selbstmessung langfristig eindeutig Kosteneinsparungen erreicht werden können. Natürlich muß der Hausarzt zuvor informiert werden.

Zu Sport, Hobby und Beruf

Darf ich unter Marcumar Sport treiben, bei dem ich mich verletzen könnte?

Wir sind in der Beantwortung dieser Frage großzügig, weil wir viele Sportler und Sportlehrer kennen, die unter Marcumar stehen, ohne daß es zu größeren Blutungskomplikationen gekommen wäre. Bei oberflächlichen Verletzungen kommt es in der Regel zu Blutungen aus den Venen. Diese können zwar stark ausgeprägt sein, sie sind in der Regel aber nicht lebensbedrohlich. Wichtig ist dann eine Kompression mit Handtüchern oder Taschentüchern. Auch Kältekompressen führen bei gleichzeitiger Kompression zu einer schnellen Blutstillung. Gefährlicher sind allerdings Arterienverletzungen. Sie können auch ohne Marcumar zu größeren Blutverlusten führen. In diesem Fall müssen Arm oder Bein abgebunden und der Patient unverzüglich in das nächste Krankenhaus transportiert werden.

Beeinflussen Reisen, Klimaänderungen oder Witterungseinflüsse die Behandlung mit Kumarinen?

Dies ist bis heute nicht genau geklärt. Die meisten Blutgerinnungsspezialisten sind aber der Meinung, daß diese Störfaktoren der Therapie bei weitem überbewertet werden und daß sie oft als Entschuldigungsgründe für eine unsachgemäße Behandlung mit gerinnungshemmenden Medikamenten herangezogen werden.

* z. B. zu beziehen bei der Fa. Amelung, Lehbringksweg 59 in 4920 Lemgo

Zu Gerinnungshemmung und Familienplanung

Darf Marcumar in der Schwangerschaft eingenommen werden?

Nur zwischen der 6. bis 12. Schwangerschaftswoche darf Marcumar definitiv nicht eingenommen werden, da es in diesem Zeitraum kindliche Mißbildungen begünstigen könnte. Sprechen Sie Fragen zur Familienplanung offen bei Ihrem Arzt an. Ist eine Schwangerschaft geplant, so sollte im ganzen ersten Drittel der Schwangerschaft Marcumar abgesetzt und dafür Heparin gespritzt werden. Im Anschluß daran kann bis zwei Wochen vor dem Geburtstermin Marcumar eingenommen werden; dann wird man wieder auf Heparin umstellen.

Was kann schuld sein, wenn sich »Marcumar schlecht einstellen läßt«?

Wenn sich ein Patient schlecht einstellen läßt, können folgende Gründe dafür verantwortlich sein, beziehungsweise es stellen sich folgende Fragen:

- Nimmt der Patient sein Medikament nicht nach Vorschrift?
- Ist die Dosis korrekt? Wird das Medikament immer zum gleichen Tageszeitpunkt eingenommen? Sind die Dosissprünge zu groß?
- Gibt es eine Wechselwirkung mit einem anderen Medikament (z. B. Schmerzmittel, Schlafmittel)?
- Trinkt der Patient zuviel Alkohol?
- Ist der Patient »nur« nach Quick eingestellt, oder wird INR angewandt?
- Stimmen die Laborwerte? Ist eine Qualitätssicherung der Laborbestimmung gewährleistet?
- Ist angesichts des Versagens der Antikoagulation eine alternative Therapie besser verträglich bzw. besser wirksam?

Statt eines Nachwortes

möchten wir auf die **Deutsche Herzstiftung** und die **Deutsche Liga zur Bekämpfung von Gefäßkrankheiten (Gefäßliga)** hinweisen. Die Stiftung bzw. die Liga haben es sich zum Ziel gesetzt, den Patienten und allen Interessierten über Herz- und Gefäßkrankheiten, deren Möglichkeiten zur Vorbeugung, Behandlung und Rehabilitation zu vermitteln. Hierzu dienen informative Broschüren und regelmäßig erscheinende Zeitschriften. Auf zahlreichen Veranstaltungen der Deutschen Herzstiftung und der Gefäßliga können die Patienten Fragen an erfahrene Herz- und Gefäßspezialisten stellen.

Ein weiteres Anliegen beider Institutionen ist, zur Verbesserung der Versorgung der Herz- und Gefäßkranken in Deutschland beizutragen.

Mit einem geringen Mindestbeitrag kann man Mitglied der Deutschen Herzstiftung der Gefäßliga werden, die Bestrebungen dieser Vereine zu fördern und von den vielfältigen Angeboten Gebrauch zu machen.

Die Adressen lauten:

Deutsche Herzstiftung
Hans-Thoma-Straße 10
6000 Frankfurt 70

Deutsche Liga zur Bekämpfung
von Gefäßkrankheiten (Gefäßliga)
Medizinische Klinik im Rehabilitationskrankenhaus
Guttmannstraße 1
7516 Karlsbad-Langensteinbach

Erläuterungen der Fach- und Fremdwörter und der Abkürzungen

ACB
Aorto-coronarer Bypass

Ambulant
Ohne stationäre Aufnahme in einer Klinik

Anamnese
Krankheitsvorgeschichte

Anämie
»Blutarmut«, zu wenig rote Blutkörperchen

Aneurysma
lokale Gefäß- und Herzhöhlenerweiterung

Angina pectoris
Brustengegefühl mit anfallsartig auftretenden Schmerzen meist hinter dem Brustbein

Angiographie
Gefäßdarstellung

Angiologie
Lehre der Gefäßkrankheiten

Angioplastie
Beseitigung einer Gefäßverengung mit Spezialkathetertechnik

Angioskopie
Einblick in Gefäße mit Fiberglasoptik

Antikoagulantien
Gerinnungshemmende Medikamente

Aorta
Hauptschlagader, große Körperschlagader, leitet das Blut vom Herzen weg in den Körper

Aortenklappe
Herzklappe zwischen linker Hauptkammer und der Aorta gelegen (Taschenklappe); sie verhindert bei der Erschlaffung des Herzmuskels das Zurückfließen des Blutes in die linke Herzkammer

Apoplektischer Insult, Apoplexie
Schlaganfall

Arrhythmieprophylaxe
Verhinderung von Herzrhythmusstörungen

Arterie
Schlagader, vom Herzen wegführendes Blutgefäß, im allgemeinen mit sauerstoffreichem Blut gefüllt

arterielles Blut
sauerstoffreiches Blut

Arteriosklerose
krankhafter Umbau der Schlagader

A. subclavia
Schlüsselbeinarterie

AT III
Antithrombin III

Atherektomie
Entfernung von arteriosklerotischem Material aus einem Gefäß mittels Spezialkatheter

AVK
arterielle Verschlußkrankheit der Beine (»Raucherbein«)

Azetylsalizylsäure
Wirkstoff von Aspirin

Ballondilatation
Gefäßerweiterung durch aufgeblasenen Ballon

Bioprothese
aus ehemals lebenden Gewebe hergestellte künstliche Herzklappe

Bradycardie
langsamer Puls (unter 60 Schl./Min.)

Bypass
Überbrückung eines krankhaft veränderten Gefäßabschnittes

Claudicatio intermittens
intermittierendes Hinken (Schaufensterkrankheit)

Diabetes mellitus
Zuckerkrankheit

Diastole
Phase der Herzmuskelerschlaffung, Füllungsphase des Herzens, dabei wird Blut aus den Lungenvenen und den Hohlvenen angesaugt

diastolischer Blutdruck
unterer Blutdruck

Differentialtherapie
gezielte Behandlung

Digitalis
Herzmittel vom Fingerhut (Giftpflanze!) gewonnen

Dilatation des Herzens
Herzerweiterung

Echokardiographie
Ultraschall des Herzens

»Economy-Class-Syndrom«
Beinvenenthrombose, z. B. nach langem Flug

EKG
Elektrokardiogramm

Embolie
plötzlicher Verschluß eines Blutgefäßes durch verschleppte bzw. weggeschwemmte Blutgerinnsel

Epidemiologie
ursprünglich Begriff für Seuchenlehre, heute die Wissenschaft von den Vorkommensbedingungen aller Krankheiten

Erythrozyten
rote Blutkörperchen

experimentell
durch Versuche gewonnen

Extrasystole
Extraschlag des Herzens

Fibrinolyse
Auflösung von Blutgerinnsel

Hämatom
Bluterguß (Blutunterlaufung)

Hämodilution
Aderlaß zur Blutverdünnung

Hämorrhagie
Blutung

Hämostase
Blutstillung durch das Zusammenspiel verschiedener Faktoren

hereditär
erblich, erbbar

Herzhypertrophie
Herzvergrößerung

Herztransplantation
Herzverpflanzung

Herzinfarkt
durch Verschluß einer Herzkranzarterie abgestorbener Herzmuskelbezirk infolge Substrat- und Sauerstoffmangel

Herzschrittmacher
kleines Gerät, das mit dünnen Kabeln am Herzen unmerkliche Stromstöße abgibt, die einen Herzschlag auslösen

Hirudin
Stoff des Blutegels

Hypertonie
Bluthochdruck

Immobilisierung
Bewegungsunfähigkeit, Bettlägrigkeit

Indikation
Heilanzeige für die Anwendung bestimmter Heilmethoden oder Behandlungsmethoden

Insuffizienz
unzureichende Erfüllung einer Funktion

Intravenös (Abk. i. v.)
Injektion oder Infusion in eine Vene

Intermittierende Kompression
Apparatives Verfahren zur passiven Entstauung der Beine oder Arme

Ischämie
Durchblutungsnot

Kardiologie
Lehre von den Herzkrankheiten

Kardiologe
Herzspezialist

Kardioversion
Elektroschockbehandlung des Herzens

Karditis
entzündliche Erkrankung des Herzens

Karotis
Halsschlagader

Kumarin
Wirkstoff, der die Blutgerinnung hemmt; in Antikoagulanzien enthalten

Kollateralen
Verbindung über Seitenäste von Blutgefäßen (Umgehungskreisläufe)

Kompressionstherapie
Behandlungsmethode zur aktiven Entstauung durch Wickeln oder Kompressionsstrümpfe

Kontraindikation
Gegenanzeige

Koronar
kranzförmig; hier: die Herzkranzgefäße, die den Herzmuskel mit Blut versorgen, betreffend

Koronarangiogramm
Kontrastdarstellung der Herzkranzarterien

Koronarangiographie
Kontrastdarstellung der Herzkranzgefäße mittels Röntgenkontrastmittel bei der Herzkatheteruntersuchung

Koronarspasmus
krampfhafte Verengung einer Herzkranzarterie

Koronarstenose
Verengung eines Herzkranzgefäßes

Koronarthrombose
Gerinnsel in der Herzkranzarterie

Letalität
Sterbefälle im Verhältnis zu den Erkrankungsfällen

»Low-Dose-Heparin«
niedrig dosierte Heparingabe (z. B. 3 × 5000 I. E. Heparin subcutan)

Lungenembolie
Verschluß eines Lungengefäßes durch Gerinnsel

Makroangiopathie
Durchblutungsstörung in größeren Blutgefäßen

Mikroangiopathie
Durchblutungsstörung in kleinsten Haargefäßen

mmHg
Millimeter Quecksilbersäule (Maßeinheit bei der Blutdruckmessung)

Morbidität
Erkrankungsrate

Mortalität
Sterblichkeitsrate

Myokard
Herzmuskel

Ödem
Wassersucht, Wassereinlagerung

Paget-von-Schrötter-Syndrom
Thrombose der tiefen Arm-, Achsel- und Schlüsselbeinvene

Phlebitis
Entzündung der Venenwand

Phlebographie
Venendarstellung durch Injektion von Röntgenkontrastmittel

Phlebologie
Lehre von den Venen und ihren Erkrankungen

Phlebologe
Venenspezialist

Phlebothrombose
Gerinnsel in den tiefen Beinvenen

Postoperativ
nach der Operation

Postthrombotisches Syndrom
Spätfolgen, Folgeschäden nach tiefer Beinvenenthrombose

Primäre Prävention
Verhinderung einer Ersterkrankung

Prognose
Vorhersage eines Krankheitsschicksals

Prophylaxe
Maßnahmen zur Verhinderung einer Krankheit

PTCA
Perkutane transluminale coronare Angioplastie (Aufdehnung einer Verengung eines Herzkranzgefäßes mit Ballonkatheter)

Quicktest
Gerinnungswert: sog. Prothrombinzeit, 1935 von A. J. Quick zum erstenmal beschriebener Labortest zum Nachweis der Gerinnungsfähigkeit des Blutes

Risikofaktor
krankmachende Lebensbedingung

Sekundärprävention
Verhinderung einer Zweiterkrankung

Sinusrhythmus
normale Herzschlagfolge

Sklerosierung
Veröden, »Wegspritzen« von Krampfadern

Stenokardie
Brustenge, siehe Angina pectoris

Stenose
Gefäßverengung

Stent
maschendrahtartige Gefäßstütze

Subakut
mit langsam einsetzendem Verlauf über meist längere Zeit hin

subkutan bzw. subcutan (Abk.: s. c.)
unter der/die Haut (z. B. Injektion)

Symptom
Krankheitszeichen

Symptomatik
die vom Patienten erlittenen Beschwerden

Systole
Phase der Herzmuskelanspannung

Systolischer Blutdruck
Oberer Blutdruck

Tachycardie
schneller Puls (über 100 Schläge/min.)

Thrombektomie
Operative Entfernung eines Blutgerinnsels in Arterien oder Venen

Thrombolyse
Auflösung eines Blutgerinnsels

Thrombophilie
Gerinnungsneigung

Thrombophlebitis
Entzündung der oberflächlichen Venen

Thrombosedienst
Zentrum zur Einstellung mit gerinnungshemmenden Medikamenten (z. B. beispielhaft in den Niederlanden)

Thromboseprophylaxe
Vorbeugung von Blutgerinnselbildung

Thrombozyten
Blutplättchen

Thrombus
Blutgerinnsel

TZ
Thrombinzeit

Ulcus cruris
venöses Beingeschwür (»offenes Bein«)

Ultraschall-Doppler-Verfahren
Strömungsmessung in Arterien und Venen mit Hilfe von Ultraschall

Vasodilatation
Gefäßerweiterung

Vasokonstriktion
Gefäßverengung

Varikose, Varizen
Krampfaderbildung

Varikophlebitis
Krampfaderentzündung

Vene
zum Herzen hinführendes Blutgefäß, im allgemeinen mit sauerstoffarmem Blut gefüllt

Venentonus
Spannkraft der Venen

venöses Blut
sauerstoffarmes (bläuliches) Blut

Vitium cordis
Herzfehler

Zyanose
Blauverfärbung stark durchbluteter Gewebe durch sauerstoffarmes Blut

Sachverzeichnis